针灸穴位治疗常见病一本通

急慢性咽炎

主　编　张月峰

副主编　吕玉玲　鹿　萍

编　委　冯春青　吕宝伟　陈黎萍

　　　　刘　艳　吕建勇　赵海峰

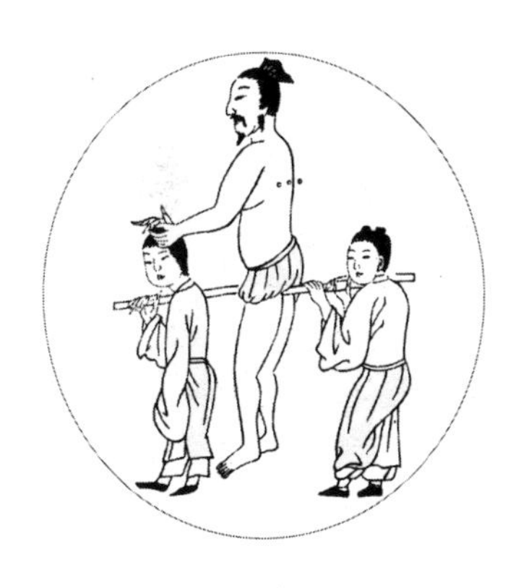

中国医药科技出版社

内容提要

全书共六章内容，本书详细的介绍了针灸治疗急慢性咽炎的学用腧穴、临床治疗急慢性咽炎常用的针灸方法、基础的辨证配穴治疗、古代关于本病的治疗以及近代名家经验集萃，选编了针灸医案、针灸歌赋以及目前中药和其他疗法对急慢性咽炎的治疗等方面，本书论述清晰简明，集各名家经验集萃于一体，方便读者掌握，是患者及针灸爱好者、临床医师、在校学生不可多得的一本好书。

图书在版编目（CIP）数据

急慢性咽炎/张月峰主编.—北京：中国医药科技出版社，2012.8
（针灸穴位治疗常见病一本通）
ISBN 978-7-5067-5149-0

Ⅰ.①急… Ⅱ.①张… Ⅲ.①咽炎-急性病-针灸疗法 ②咽炎-慢性病-针灸疗法 Ⅳ.①R246.81

中国版本图书馆CIP数据核字（2011）第167571号

美术编辑 陈君杞
版式设计 郭小平

出版 中国医药科技出版社
地址 北京市海淀区文慧园北路甲22号
邮编 100082
电话 发行：010-62227427 邮购：010-62236938
网址 www.cmstp.com
规格 850×1168mm 1/32
印张 4 3/4
字数 116千字
版次 2012年8月第1版
印次 2013年7月第2次印刷
印刷 三河市腾飞印务有限公司
经销 全国各地新华书店
书号 ISBN 978-7-5067-5149-0
定价 12.00元

丛书专家委员会

丛书编委会

針灸集華

临证必备

[illegible]

发皇古义
融会新知

王绵之

序

21世纪的今天，科学技术飞速发展，医学诊疗技术日新月异！作为中医学不可或缺的重要组成部分的针灸学，以其迅捷、神奇的临床效验展现着强大的生命力，古老的针灸学在现代科学的天空依然熠熠生辉、闪耀着灿烂的光芒！

俗话说："一针二灸三吃药"，针灸作为一种临床急救手段之一，自古到今，为中华民族的繁衍昌盛做出过巨大的贡献。然而，在21世纪的今天，作为针灸学科的传人，我们要做的不应仅仅是简单地继承前人的知识遗产，确保稳定的疗效，更重要地是在继承的基础上发展创新，要以全新的思维和方法，与同时代的主流医学进行融汇与交叉，开展整体性研究。从理论到临床，从临床到研究热点，继续延展和深化，进一步挖掘其科学内涵，进而推动针灸学的发展。这是学科发展的需要，也是时代赋予我们的责任。

鉴于此，中国医药科技出版社邀集全国各中医高等院校、各大中医医院的高素质针灸专业人才，编写了这套《针灸穴位治疗常见病一本通》系列丛书，旨在探索当前有关针灸临床优势病种的新理论、新方法，阐明中西医对针灸优势病种的认识，列举其针灸治疗的各种方法，如毫针、耳针、电针、穴位注射等；并介绍了有关的单方、验方、以及推拿、气功、饮食、运动等辅助疗法。以此为基础上，还针对每种疾病的自身特点，辑录了古代医学文献中有关该病的论述及歌诀、歌赋等，同时又借鉴了名家治疗该病的独特经验，附列现代临床研究，又对该病目前的研究动态，进行了简要汇总，以期使读者对该病从理论、临床到现代研究状况得到总体的认识。

《针灸穴位治疗常见病一本通》系列丛书内容实用、丰富，文风明快，立论严谨，阐发深入浅出，以此呈献给读者，希望广大针灸临床工作者、高校针灸专业学生、业余的针灸爱好者通过阅读学习本丛书有所获益。

中国针灸学会会长
中国中医科学院常务副院长 刘保延

2012年4月

总前言

为了全面介绍目前临床针灸治疗常见病、有效病种的优势和特色，进而反映当前针灸治疗某病的前沿水平和研究深度，受中国医药科技出版社的委托，我们组织编撰了《针灸穴位治疗常见病一本通》系列丛书。

编撰之初，有幸邀请到中国中医科学院针灸研究所王宏才教授、中国人民解放军总医院中西医结合脑病科尹岭教授、成都中医药大学针灸推拿学院黄迪君教授、甘肃中医学院针灸系刘世琼教授作为丛书编委会主任委员、委员，对该套丛书编写予以精心指导并提出许多良好的建议。

本书具有三个特点：一是选取针灸治疗优势病种进行编撰，对于该病证针灸基本治疗、各种针灸疗法及特色疗法，做详尽描述；二是图文并茂，配有自行制作的穴位定位图及针灸治疗图；三是介绍部分当代医家的临床经验及治疗特色，并附历代医家的典型针灸验案，以期对临床具有指导性。

本套丛书共分22分册，覆盖面较广，内容翔实，各分册分别对临床常见病、多发病的针灸治疗方法进行梳理，病种涉及内、外、妇、儿、五官、骨伤、皮肤、精神、肿瘤、美容等学科，目的是以针灸优势病种为主线，通过临床验证与总结，扩充针灸治疗病种谱，推动针灸临床学科的整体发展。

每分册内容分为理论部分（概述、生理与病理、诊断和检查、中医诊断和辨证方法、常用腧穴）、治疗部分（包括体针、耳针、穴位注射、埋线、割治、放血、拔罐、药饼灸、电针等；历代针灸验案录；中医、养生、饮食疗法等；预防与保健）和进展部分（历代医家对本病的认识、临床治疗特色、实验研究进展）三部分，重点突出治疗部分。

值此成书之际，谨向中国医药科技出版社表示诚挚的感谢，同时感谢中国针灸学会会长刘保延教授特地为本书做序，以及山西针灸名家师怀堂老先生、国家级名老中医王樟连教授，欣然为本书挥毫题词。感谢各位主编及编委在繁忙的教学、临床工作之余，倾注心血按时完成编写任务。尤其不能忘怀的是：年近花甲的美术家董月爱女士及医学硕士张天生，不计报酬、无私地为本套丛书绘制了白描图片。在此，一并致以诚挚的谢意！

“雏凤新声，固属可爱”，由于时间仓促，并囿于我们自身的学术水平，本丛书的内容较之针灸学科整体而言，仍有挂漏，编写体例也可能有诸多的不足；但我们相信：“他山之石，可以攻玉”，敬希广大读者畅怀指摘，俾使我们能在以后据以绳愆纠谬，卒使本书日臻完善，从而对针灸学科的发展做出更大贡献！

编　者

2012年4月

前　言

急慢性咽炎是咽黏膜、黏膜下组织及其淋巴组织的急慢性炎症，属中医急喉痹、慢喉痹范畴。急性咽炎中西医各种疗法均有较好疗效，但若失治或失于调养，反复发作，转变为慢性咽炎，则长期迁延不愈，常规疗法效果不佳。针灸在治疗急慢性咽炎，尤其是在治疗慢性咽炎方面有自己独特的优势，疗效卓著。最常用的针灸疗法有毫针疗法、灸疗法、刺络放血法、耳穴疗法、拔罐疗法、穴位注射疗法、穴位贴敷疗法、穴位埋线疗法等等。这些疗法或单独使用，或配合使用，方法简洁，运用灵活，效果可靠。

本书的编写，是在大量文献资料的基础上，结合编者临床经验及研究成果，全面的阐述了针灸治疗急慢性咽炎的古今理论、各种针灸疗法以及现代科学研究成果等，具有较高的学术水平和临床参考价值，对针灸治疗急慢性咽炎有一定的指导意义。全书内容共分为6章，图42幅，主要介绍了急慢性咽炎的概念、中医认识、常用腧穴，重点介绍了临床上治疗急慢性咽炎的各种针灸疗法，简要介绍了本病的其他疗法，并收集整理了古今相关文献，选编了针灸医案、针灸歌赋，收录了现代研究成果，反应了现代针灸科学研究的水平。但由于水平所限，缺点和错误在所难免，诚望读者批评指正。

编　者

2012年3月

目　录

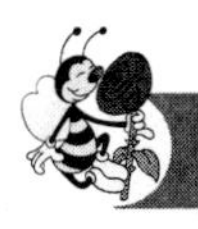

第一章　急慢性咽炎概述

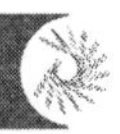

咽炎，英文名称为“pharyngitis”，指咽部黏膜、黏膜下组织的炎症，常为上呼吸道感染的一部分，依据病程的长短和病理改变性质的不同，分为急性咽炎、慢性咽炎两大类。

急性咽炎是咽黏膜、黏膜下组织及其淋巴组织的急性炎症，多由病毒、细菌或干热有害气体和粉尘刺激而诱发，也常继发于急性鼻炎、鼻窦炎、急性扁桃体炎，多发生于秋冬及冬春之交。

慢性咽炎是咽黏膜、黏膜下组织及淋巴组织的慢性炎症，局部病理变化主要为咽黏膜层充血，黏膜下结缔组织及淋巴组织增生，黏液腺肥大，分泌亢进。

慢性咽炎为耳鼻咽喉科常见病，且发病率越来越高，城镇居民发病率高于农村，男性多于女性。本病可为局部炎症，也可为上呼吸道慢性炎症的一部分。临床表现为咽部有各种不适感，如干燥、灼热、微痛、微痒、异物感、痰黏着、梗阻感，时轻时重，常“吭哧”或咳出少许黏痰，易恶心作哕。病程长，症状顽固，不易治愈。

第一节　咽炎的病因与发病机制

一、急性咽炎

1. 病毒感染　常以柯萨奇病毒、腺病毒副流感病毒多见，鼻病毒及流感病毒则次之。病毒可通过飞沫和密切接触而传染。

2. 细菌感染　以链球菌、葡萄球菌及肺炎双球菌多见，且以A组乙型链球菌引起感染者症状较重。

3. 物理及化学因素 如高温、粉尘、烟雾、刺激性气体等。

上述病因中，以病毒感染和细菌感染较多见。在幼儿，急性单纯性咽炎常为急性传染病的前驱症状或伴发症状，如麻疹、猩红热、流感、风疹等。在成人及较大儿童，则常继发于急性鼻炎、急性扁桃体炎之后。受凉、疲劳、烟酒过度及全身抵抗力下降，均为本病的诱因。

二、慢性咽炎

（1）急性咽炎反复发作所致。此为主要原因。

（2）上呼吸道慢性炎症刺激所致。如鼻腔鼻窦的炎症、鼻咽部炎症及鼻中隔偏曲等，可因其炎症分泌物经后鼻孔至咽后壁刺激黏膜；亦可因其使患者长期张口呼吸，引起黏膜过度干燥而导致慢性咽炎。另外，慢性扁桃体炎可直接蔓延至咽后壁，引起慢性咽炎。

（3）烟酒过度、粉尘、有害气体等的刺激及喜食刺激性食物等，均可引起慢性咽炎。

（4）职业因素（如教师与唱歌者）及体质因素亦可引起本病。

（5）全身因素，如贫血、消化不良、心脏病（因血循环障碍引起咽部淤血）、慢性支气管炎、支气管哮喘、风湿病、肝肾疾病等，也可引发此病（特别是慢性肥厚性咽炎）。另外内分泌紊乱、植物神经失调，臭鼻杆菌及类白喉杆菌的感染、维生素缺乏以及免疫功能紊乱等均与萎缩性及干燥性鼻炎有关。

第二节 咽炎的分类与临床表现

一、分类

急性咽炎根据病因病理、临床表现等方面的不同分为急性单纯性咽炎、急性坏死性咽炎、急性水肿性咽炎和咽结膜热。

慢性咽炎根据病理改变的不同可分为三型：慢性单纯性咽炎，主要表现为咽黏膜充血、黏膜下结缔组织及淋巴组织增生、黏液腺肥大及分泌亢进；慢性肥厚性咽炎则表现为黏膜下有广泛的结缔组织及淋巴组织增生、咽后壁呈颗粒状、咽侧索呈条索状增厚；慢性萎缩性咽炎为咽部腺体和黏膜萎缩。

二、临床表现

1. 急性咽炎　一般起病较急，初觉咽部干燥、灼热、粗糙感，咳嗽，继有咽痛，多为灼痛，且空咽时咽痛较剧。咽侧索受累时，疼痛可放射至耳部。上述局部症状多见于成年人，而全身症状较轻或无。而幼儿及成人重症患者，除上述局部症状外，还可伴有较重的全身症状，如寒战、高热、头痛、全身不适、食欲不振、口渴及便秘等，甚至有恶心、呕吐等。其症状的轻重与年龄、抵抗力及病毒、细菌毒力有关。

2. 慢性咽炎　慢性咽炎全身症状均不明显，而以局部症状为主。各型慢性咽炎症状大致相似，且多种多样，如咽部不适感、异物感、痒感、灼热感、干燥感或刺激感，还可有微痛等。主要由于其分泌物及肥大的淋巴滤泡刺激所致。由于咽后壁常有较黏稠的分泌物刺激，常在晨起时出现较频繁的刺激性咳嗽、伴恶心。咳嗽时常无分泌物咳出（干咳），或仅有颗粒状藕粉样分泌物咳出。长期咳嗽，可使其炎症加重。咽侧索肿胀的病人常伴有吞咽疼痛感。有时黏膜可出血，咳出或吐出的分泌物血染，常使病人惊恐，并以此就诊。

上述症状常在用嗓过度、气候突变或吸入，干热或寒冷空气时加重，尤以萎缩性咽炎及干燥性口咽炎为甚。有些患者说话时间过长，可诱发急性咽炎。慢性咽炎可向上蔓延波及咽鼓管，出现耳鸣或听力减退症状；向下累及喉部可出现声嘶。在临床工作中，常可见到部分或者的眼部呈明显慢性咽炎变化，但无任何自觉症状，这可能与其耐受性有关。

第三节　咽炎的诊断标准与鉴别诊断

一、诊断标准

急性咽炎：根据起病急、全身情况恶化迅速及咽部典型坏死性表现，即可诊断。对症状性坏死性咽炎找出其原发病甚为重要。

慢性咽炎根据病史、症状及检查可确诊。

(1) 病史，常有急性咽炎反复发作史，或因鼻病长期张口呼吸及烟酒过度、环境空气干燥、粉尘和刺激性气体污染等。

(2) 症状，咽部不适，或疼、或痒、或干燥感、灼热感，烟熏感、异物等；刺激性咳嗽，晨起用力咳出分泌物，甚或作呕。病程 2 个月以上，常因受凉、感冒、疲劳、多言等原因致症状。

(3) 检查，咽部慢性充血，呈暗红色，或树枝状充血；咽后壁淋巴滤泡增生，或咽侧索肿大；咽黏膜增生肥厚，或干燥、萎缩、变薄，有分泌物附着。

具备上述症状及 1 项或 1 项以上检查所见，即可诊断为慢性咽炎。

二、鉴别诊断

急性咽炎应与急性扁桃体炎、咽白喉相鉴别。

(1) 急性扁桃体炎：急性扁桃体炎的咽痛及全身症状均比急性咽炎严重，检查可见扁桃体红肿化脓，咽部黏膜虽受影响，但淋巴滤泡无化脓表现。

(2) 咽白喉：咽白喉全身中毒症状明显，精神萎靡，咽部可见灰白色假膜，取分泌物检查可找到白喉杆菌。

慢性咽炎应与反流性喉炎、茎突过长症、舌骨综合征、咽喉部占位性病变等相鉴别。

1. 反流性咽喉炎　是胃内容物反流至咽喉引起的疾病，最常见的症状是声嘶和发音困难，其他有慢性咳嗽、咽部异物感、习惯性清嗓，吞咽困难，只有少数病人有烧心、反酸。不常见症状有：喉痉挛，杓状软骨固定，喉狭窄和肿瘤，声突肉芽肿。纤维喉镜检查最典型的体征是后联合水肿和红斑。除此之外，还有假性声带沟，喉室闭塞，喉黏膜红斑和充血，声带水肿，后联合肥厚，弥漫性喉水肿，肉芽肿，喉黏膜增厚等。

2. 茎突过长症　常见的症状有：①咽部疼痛，常为一侧性刺痛、牵拉痛，可放射至颈部或耳部，也可出现肩背痛；②咽异物感，多为一侧性，吞咽、说话、转头或夜间加重；③颈动脉压迫症状，颈内动脉受刺激，放射至头顶和眼区，颈外动脉受刺激，放射至同侧面部。当主诉咽异物感、咽痛症状部位较为固定，并向头部、耳部放射时，应想到茎突过长的可能，扁桃体窝触诊可在扁桃体窝偏后方触及坚硬条索状物或茎突尖锐末端。茎突正侧位片及茎突断层片可帮助诊断。正常茎突平均长度2.5厘米，X片长度正常范围是2.5～3.0厘米。

3. 舌骨综合征　吞咽时一侧颈部疼痛，可放射至耳部、面部和下颌等处，可伴有咽部异物感和不适感，患侧舌骨大角处有触痛。诊断要点：①有面部下方和上颈部区域的疼痛并向邻近区域放射，或伴有咽部异物感和不适感、吞咽梗阻感等；②一侧舌骨大角处明显触痛；③排除茎突过长、颈椎或食管等其他病变。

4. 鼻咽、口咽、喉咽的良恶性肿瘤　可以出现咽部异物感、不适感等症状，因此，详细的专科检查对避免误诊至关重要

耳、鼻、咽、喉各部位的详细检查和纤维喉镜检查是必要的，咽旁间隙的肿瘤症状隐匿，常常要肿瘤体积增大后才被发现，查体时要注意咽部对称性，有无硬腭、咽侧壁隆起，软腭活动的对称性。

第四节　咽炎的中医病因病机与辨证分型

一、病因病机

咽炎是临床常见多发病，属中医“喉痹”范畴，喉痹一名，最

早见于《素问·阴阳别论篇》“一阴一阳结，谓之喉痹”。

急性咽炎常因风寒外侵，营卫失和，邪郁化热，雍结咽喉而致。也可因气候骤变，起居不慎，冷热失调、肺卫不固，风热邪毒乘虚入侵，从口鼻直袭咽喉，内伤于肺，相搏不去，壅结咽喉而为病。或肺胃邪热壅盛传里，误治、失治，则病情加重。

慢性咽炎多为急性咽炎发展而来，主要是由于脏腑亏虚，阴阳失衡所致。内因多为肺、脾等功能失常，外因多为湿、热等邪趁机侵犯，不同的外因内因产生不同的病理变化。劳损、久咳等多种原因所致体内精血丢失，损伤阴津，累及于肺，肺津亏耗，虚热内生，咽喉失于濡养而发病。久病肺气虚弱，劳倦伤脾，脾失健运，水湿内停，聚湿生痰，凝聚咽喉而发病。素体阴虚，又嗜食辛辣煎炒，痰热蕴结，上灼咽喉或日久耗伤肺肾之阴，导致虚火上炎，灼伤津液成痰，痰热循经上扰咽喉，清道失利亦可致病。

二、辨证分型

急性咽炎的中医辨证分型。

1. 风寒外袭 症见咽痛，口不渴，恶寒，不发热或微发热，咽黏膜水肿，不充血或轻度充血。舌质淡红，苔薄白，脉浮紧。检查时见咽部黏膜淡红、水肿。

2. 风热外侵 症见咽痛而口微渴，发热，微恶寒，咽部轻度充血，水肿。舌边尖红，苔薄白，脉浮数。检查可见咽部黏膜鲜红、肿胀，或颌下有髫核。

3. 肺胃实热 症见咽部疼痛较剧，吞咽困难，发热，口渴喜饮，口气臭秽，大便燥结，小便短赤，舌质红，舌苔黄，脉洪数。检查见咽部红赤肿胀明显，喉底颗粒红肿，颌下有髫核。

慢性咽炎的中医辨证分型。

1. 阴虚肺燥 症见咽喉干疼、灼热，多言之后症状加重，呛咳无痰，频频求饮，而饮量不多，午后及黄昏时症状明显。咽部充血呈暗红色，黏膜干燥、或有萎缩，或有淋巴滤泡增生。舌红，苔薄，脉细数。

2. 肺脾气虚　症见咽喉干燥，但不欲饮，咳嗽，有痰易咯，平时畏寒，易感冒，神倦乏力，语声低微，大便溏薄。咽部充血较轻。舌苔白润，脉细弱。

3. 痰热蕴结　症见咳嗽、咯痰黏稠，口渴喜饮。咽黏膜充血呈深红色，肥厚，有黄白色分泌物附着。舌红，苔黄腻，脉滑数。

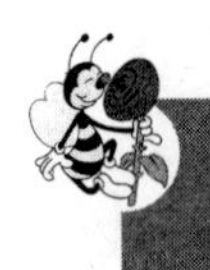

第二章　治疗急慢性咽炎的常用腧穴

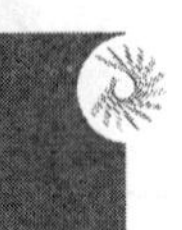

第一节　常用经穴

一、头面部

(一) 风池（Fēngchí）（GB20）

【特异性】手足少阳、阳维之交会穴。

【标准定位】在项部，当枕骨之下，与风府相平，胸锁乳突肌与斜方肌上端之间的凹陷处（图2－1）。

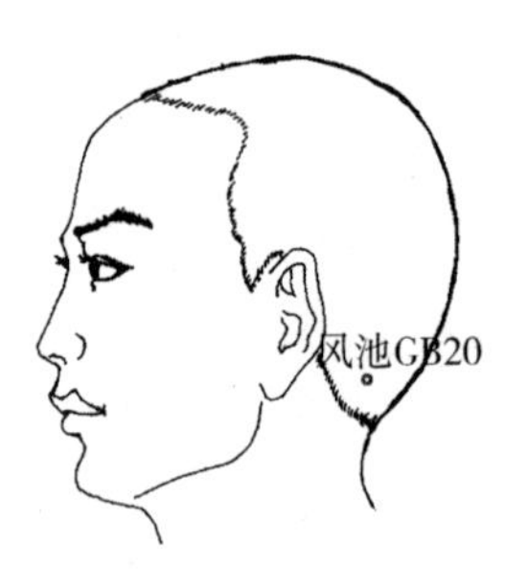

图2－1　风池穴

【取法】正坐或俯伏，在项后，与风府穴（督脉）相平，当胸锁乳突肌与斜方肌上端之间的凹陷中取穴。

【功用】平肝熄风，祛风解毒，通利官窍。

【应用】咽炎。鼻炎，鼻窦炎，感冒。头痛，中风。

【刺灸法】

1. 刺法　向对侧或同侧口角方向斜刺0.5～0.8寸，局部酸胀，针感可向头顶、颞部、前额和眼扩散。平刺2.0～3.0寸，透对侧风池穴，局部酸胀，扩散至头项部。

2. 灸法　温针灸3～5壮，艾条灸10～20分钟。

二、上肢部

（一）少商（Shǎoshāng）（LU11）

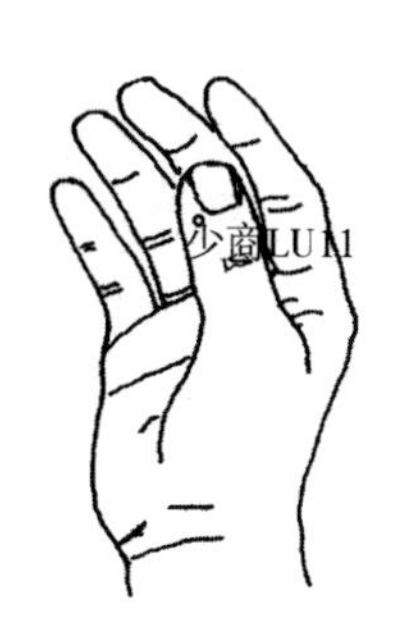

图2－2　少商穴

【特异性】手太阴经之井穴。

【标准定位】在手拇指末节桡侧，距指甲角0.1寸（图2－2）。

【取法】在拇指桡侧，去指甲角0.1寸处取穴。

【功用】解表清热，通利咽喉，苏厥开窍。

【应用】咽喉肿痛。咳嗽，鼻衄，发热。昏迷，癫狂。

【刺灸法】

1. 刺法　浅刺0.1寸，或点刺出血。
2. 灸法　麦粒灸1～3壮，艾条灸5～10分钟。

（二）商阳（Shāngyáng）（L11）

【特异性】手阳明经之井穴。

【标准定位】在手食指末节桡侧，距指甲角0.1寸（图2－3）。

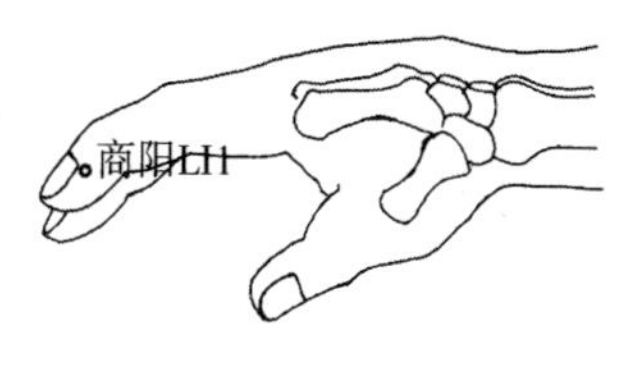

图2－3　商阳穴

【取法】侧掌，手食指爪甲桡侧缘和基底部各作一直线，相交处即是商阳穴。

【功用】泄热止痉，利咽开窍。

【应用】咽喉肿痛。齿痛，颌肿，热病。耳聋，手指麻木，昏迷。

【刺灸法】

1. 刺法　浅刺0.1寸，或点刺出血。
2. 灸法　麦粒灸1～3壮，艾条灸5～10分钟。

（三）列缺（Lièquē）（LU7）

【特异性】手太阴经络穴，八脉交会穴之一，通任脉。

【标准定位】在前臂桡侧缘，桡骨茎突上方，腕横纹上1.5寸，当肱桡肌与拇长展肌腱之间（图2－4）。

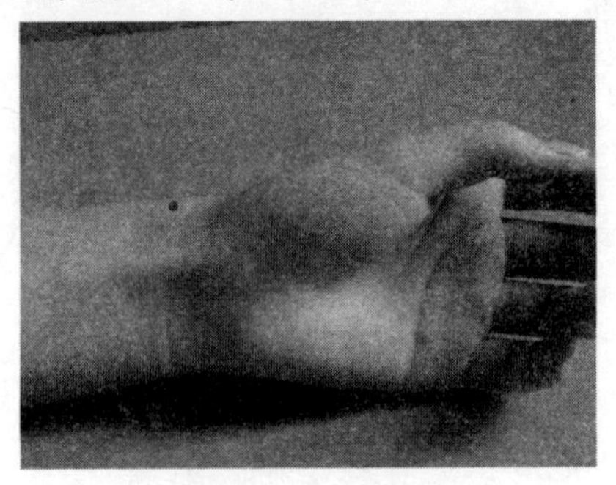

图2－4　列缺穴

【取法】以左右两手虎口交叉，一手食指押在另一手的桡骨桡骨茎突上，当食指下凹陷处即是该穴。

【功用】止咳平喘，通经活络，利水通淋。

【应用】咽喉痛。感冒，咳嗽，牙痛，气喘。半身不遂，偏正头痛，面神经麻痹，颈项痛。

【刺灸法】

1. 刺法　向上斜刺0.2～0.3寸，局部酸胀，沉重或向肘、肩部放散；向下斜刺0.3～0.5寸。

2. 灸法　艾炷灸3～5壮，艾条灸5～10分钟。

（四）太渊（Tàiyuān）（LU9）

【特异性】手太阴经之原穴，八会穴之脉会。

【标准定位】在腕掌侧横纹桡侧，桡动脉搏动处（图2－5）。

【取法】仰掌，在腕横纹上，于桡动脉桡侧凹陷处取穴。

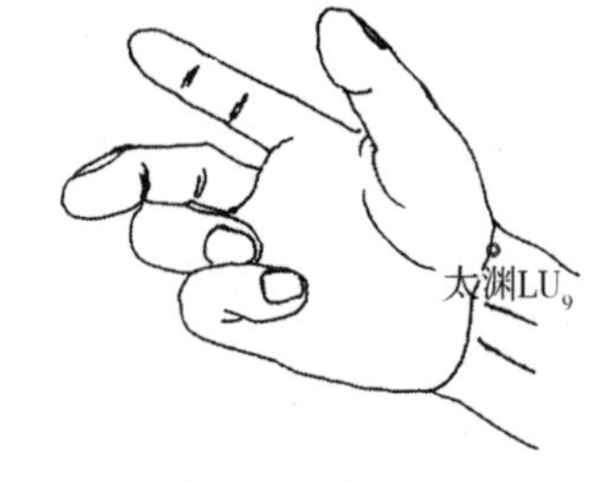

图2－5　太渊穴

【功用】止咳化痰，通调血脉。

【应用】咽喉肿痛。咳嗽，气喘，咳血，胸痛。腕臂痛，无脉症。

【刺灸法】

1. 刺法　直刺0.2～0.3寸。

2. 灸法　艾条灸3～5分钟。

【注意事项】针刺时应避开动脉。

（五）尺泽（Chǐzé）（LU5）

【特异性】手太阴经之合穴。

【标准定位】在肘横纹中，肱二头肌腱桡侧凹陷处（图2－6）。

【取法】手掌向上，微屈肘，在肘横纹上，肱二头肌腱桡侧缘处取穴。

【功用】清热和胃，通络止痛。

【应用】咽喉肿痛。咳嗽，气喘，咳血，潮热，胸部胀满。小儿惊风，吐泻，肘臂挛痛。

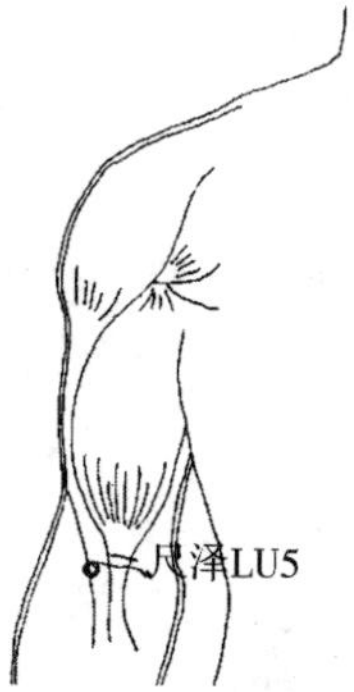

图2－6　尺泽穴

【刺灸法】

1. 刺法　直刺0.8～1.2寸；或点刺出血。

2. 灸法　艾炷灸或温针灸5～7壮，艾条灸10～20分钟。

（六）孔最（Kǒngzuì）（LU6）

【特异性】手太阴经之郄穴。

【标准定位】在前臂掌面桡侧，当尺泽与太渊连线上，腕横纹上7寸处（图2－7）。

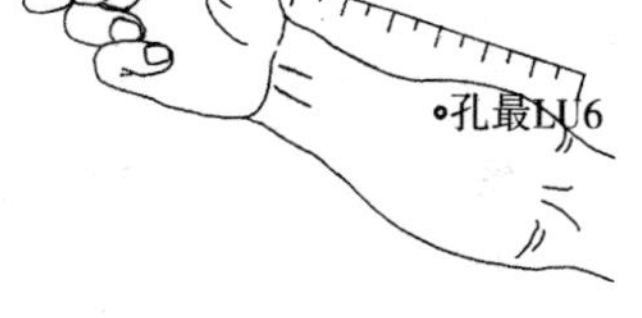

图2－7　孔最穴

【取法】伸臂仰掌，于尺泽与太渊的连线上，距太渊穴7寸处取穴。

【功用】清热止血，润肺理气。

【应用】咽喉肿痛。咳嗽，气喘，咳血。肘臂挛病，痔疾。

【刺灸法】

1. 刺法　直刺0.5～1寸。

2. 灸法　艾炷灸或温针灸5～7壮，艾条灸10～20分钟。

【注意事项】针刺时应避开桡动、静脉，以防刺破血管，引起出血。

（七）合谷（Hégǔ）（LI4）

【特异性】手阳明经原穴。

【标准定位】在手背，第一、二掌骨间，第二掌骨桡侧的中点处（图2－8）。

【取法】以一手的拇指指间关节横纹，放在另一手拇、食指之间的指蹼缘上，当拇指尖下即是合谷穴：拇、食指并拢，肌肉隆起的最高处即是；拇、食指张开，当虎口与第一、二掌骨结合部连线的中点。

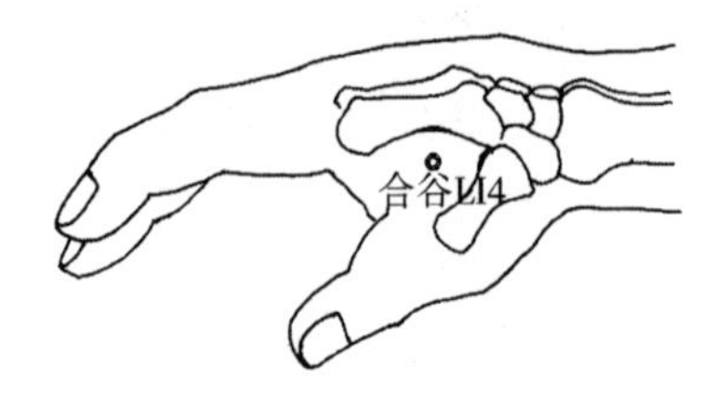

图2－8　合谷穴

【功用】镇静止痛，通经活经，清热解表。

【应用】咽喉肿痛。头痛，目赤肿痛，鼻衄，齿痛。口眼歪斜，热病无汗，多汗，腹痛，便秘，经闭，滞产。

【刺灸法】

1. 刺法　直刺0.5～1寸。

2. 灸法　艾炷灸或温针灸5～9壮，艾条灸10～20分钟。

【注意事项】《神应经》：孕妇不宜针。

（八）曲池（Qǔchí）（LI11）

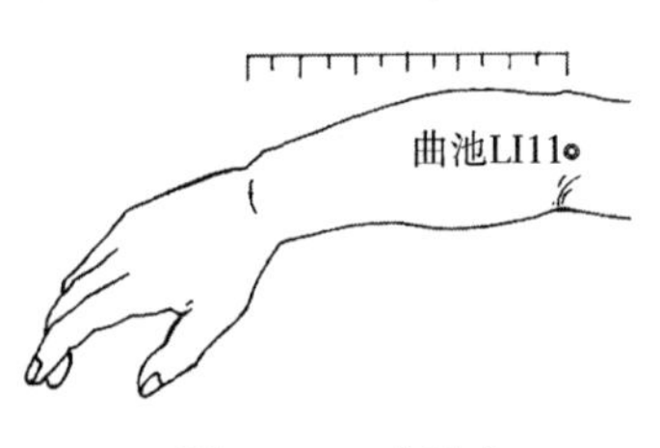

图2－9　曲池穴

【特异性】手阳明经合穴。

【标准定位】在肘横纹外侧端，屈肘，当尺泽与肱骨外上髁连线中点（图2－9）。

【取法】屈肘成直角，在肘横纹外侧端与肱骨外上髁连线中点。完全屈肘时，当肘横纹外侧端处。

【功用】清热利湿，消肿止痛，利咽透疹，疏通经络。

【应用】咽喉肿痛。齿痛，目赤痛。瘰疬，瘾疹，热病上肢不遂，手臂肿痛，腹痛吐泻，高血压，癫狂。

【刺灸法】

1. 刺法　直刺1~1.5寸。

2. 灸法　艾炷灸或温针灸5~7壮，艾条灸5~20分钟。

三、胸腹部

（一）膻中（Dànzhōng）（RNI7）

【特异性】任脉经穴，心包募穴、气会穴。

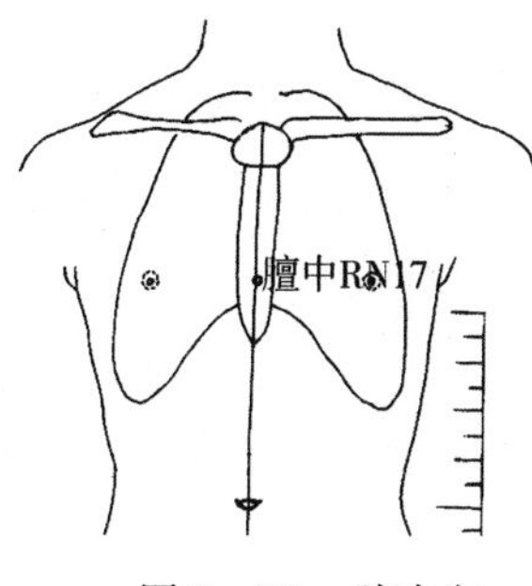

图2-10　膻中穴

【标准定位】仰卧位。在胸部，前正中线上，平第四肋间，两乳头连线的中点（图2-10）。

【取法】在两乳头之间，胸骨中线上，平第四肋间隙，仰卧取穴。

【功用】理气止痛、生津增液。

【应用】咽部异物感。气短，咳喘，支气管哮喘，支气管炎。心胸痛，心悸，产妇乳少，食管狭窄，肋间神经痛，心绞痛，乳腺炎。

【刺灸法】

1. 刺法　直刺0.3~0.5寸，或平刺。

2. 灸法　艾炷灸5~7壮，艾条灸10~20分钟。

四、颈肩背腰部

（一）天突（Tiāntū）（RN22）

【特异性】任脉经穴，阴维、任脉之会。

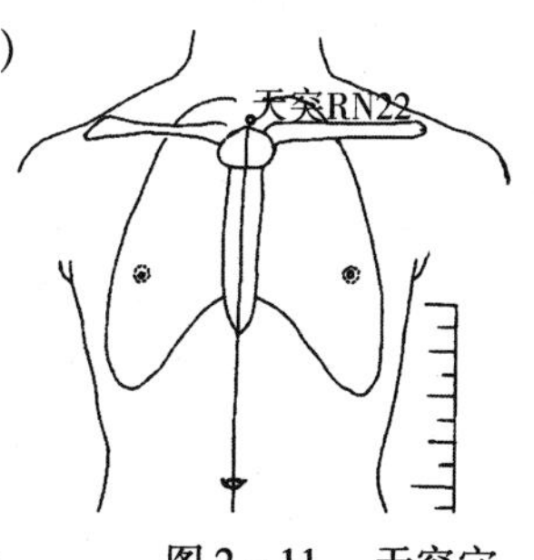

图2-11　天突穴

【标准定位】仰靠坐位。在颈部，当前正中线上，胸骨上窝中央（图2-11）。

【取法】在璇玑穴上1寸，胸骨上窝正中，正坐仰头取穴。

【功用】宣通肺气、消痰止咳。

【应用】咽喉肿痛，梅核气，暴喑。咳嗽，哮喘，咳唾脓血，瘿气。

【刺灸法】

1. 刺法　先直刺，当针尖超过胸骨柄内缘后，即向下沿胸骨柄后缘、气管前缘缓慢向下刺入0.5～1寸。

2. 灸法　艾炷灸3～5壮，艾条灸5～10分钟。

（二）**廉泉**（Liǎnquǎn）（RN23）

【特异性】任脉经穴，阴维、任脉之会。

【标准定位】仰靠坐位。在颈部，当前正中线上，喉结上方，舌骨上缘凹陷处（图2－12）。

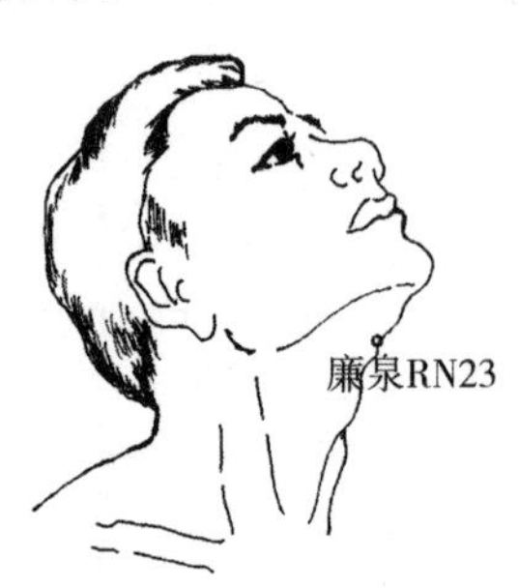

图2－12　廉泉穴

【取法】仰靠坐位。在颈部，当前正中线上，喉结上方，舌骨上缘凹陷处。

【功用】利喉舒舌、消肿止痛。

【应用】喉痹，暴喑。口舌生疮，舌炎。声带麻痹，舌根部肌肉萎缩，中风失语。

【刺灸法】

1. 刺法　针尖向咽喉部刺入0.5～1寸。

2. 灸法　可灸。

（三）**人迎**（Rényíng）（ST9）

【特异性】足阳明经经穴，足阳明、少阳之交会穴。

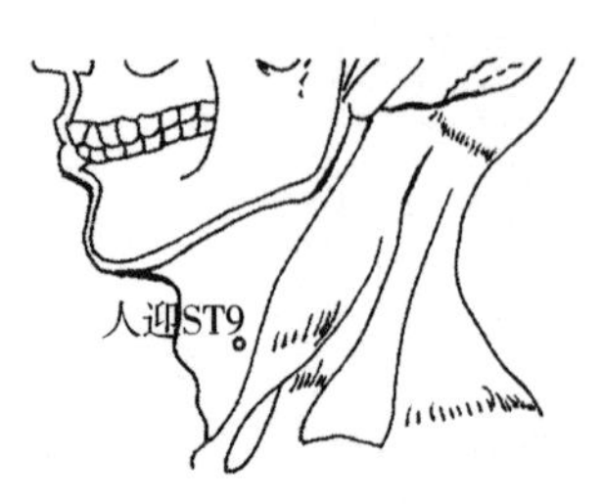

图2－13　人迎穴

【标准定位】在颈部，结喉旁，当胸锁乳突肌的前缘，颈总动脉搏动处（图2－13）。

【取法】正坐仰靠，与喉结相平，在胸锁乳突肌前缘，距喉结1.5寸处取穴。

【功用】利咽散结，理气降逆。

【应用】咽喉肿痛，暴喑气梗。瘰

疠，瘿气。

【刺灸法】

1. 刺法　避开动脉直刺 0.2 ~ 0.4 寸，局部酸胀，针感可向肩部发散。

2. 灸法　禁灸。

（四）大椎（DàZhuī）（DU14）

【特异性】督脉经穴。

【标准定位】俯伏坐位。当后正中线上，第七颈椎棘突下凹陷处（图 2 – 14）。

【取法】俯伏或正坐低头，于第七颈椎棘突下凹陷处取穴。

【功用】清热解表、截虐止痫。

【应用】咽炎。热病，咳嗽，喘逆，骨蒸潮热。项强，肩背痛，腰脊强，角弓反张，小儿惊风，癫狂痫证，中暑，风疹。

【刺灸法】

1. 刺法　斜刺 0. 5 ~ 1 寸。

2. 灸法　艾炷灸 5 ~ 7 壮，艾条灸 5 ~ 15 分钟。

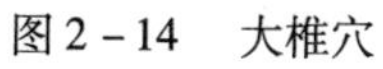

图 2 – 14　大椎穴

（五）肺俞（Fèishū）（BL13）

【特异性】足太阳经经穴，肺之背俞穴。

【标准定位】在背部，当第三胸椎棘突下，旁开 1. 5 寸（图 2 – 15）。

【取法】俯卧位，在第三胸椎棘突下，身柱（督脉）旁开 1. 5 寸处取穴。

【功用】解表宣肺，清热理气。

【应用】咳嗽，气喘，吐血，骨蒸，潮热，盗汗，鼻塞。

【刺灸法】

1. 刺法　向内斜刺 0. 5 ~ 0. 8 寸，局部酸胀，针感可扩散至肋间及肩部。

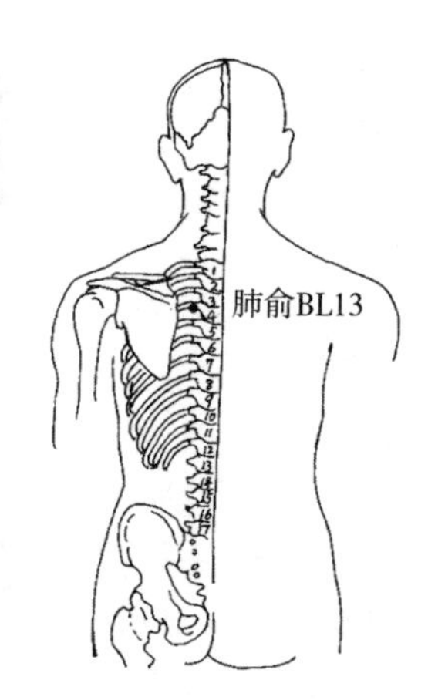

图 2 – 15　肺俞穴

2. 灸法 艾炷灸5～7壮，艾条温灸10～15分钟。

【注意事项】不可深刺，以防造成气胸。

五、下肢部

（一）照海（Zhàohǎi）（KI6）

【特异性】足太阴经经穴，八脉交会穴之一，通于阴跷脉。

【标准定位】在足内侧，内踝尖下方凹陷处（图2－16）。

【取法】正坐垂足或仰卧位，在内踝正下缘之凹陷处取穴。

【功用】滋阴清热，调经止痛。

【应用】咽喉干燥。目赤肿痛，痫证，失眠，嗜卧，妇科疾病，小便频数，脚气。

【刺灸法】

1. 刺法 直刺0.5～0.8寸，局部酸胀，针感可扩散至整个踝部。

2. 灸法 艾炷灸或温针灸3～5壮，艾条温灸5～10分钟。

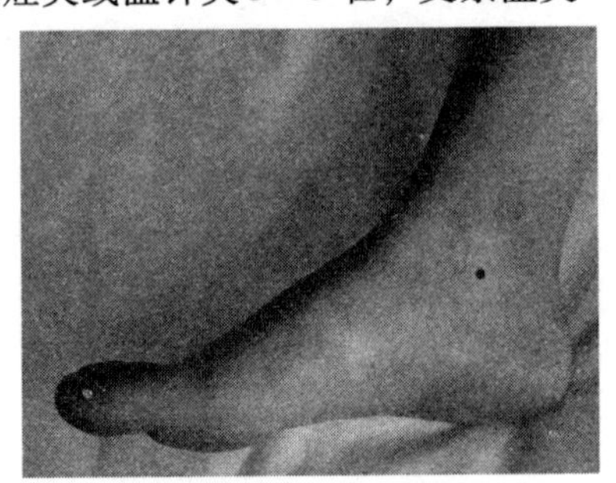

图2－16 照海穴

（二）太溪（Tàixī）（KI3）

【特异性】五输穴之输穴，足少阴经之原穴。

【标准定位】在足内侧，内踝后方，在内踝尖与跟腱之间的凹陷处（图2－17）。

【取法】正坐或仰卧位，在足内踝与跟腱之间的凹陷处取穴。

【功用】滋阴益肾，壮阳强腰。

【应用】咽喉肿痛。齿痛，耳聋，耳鸣，咳嗽，气喘，胸痛咳血。消渴，头痛目眩，失眠，健忘，月经不调，遗精，阳痿，小便频数，腰脊痛，下肢厥冷，内踝肿痛。

【刺灸法】

1. 刺法　直刺0.5～0.8寸，局部酸胀；深刺透昆仑穴，局部酸胀，麻电感向足底扩散。

2. 灸法　艾炷灸或温针灸3～5壮，艾条温灸5～10分钟。

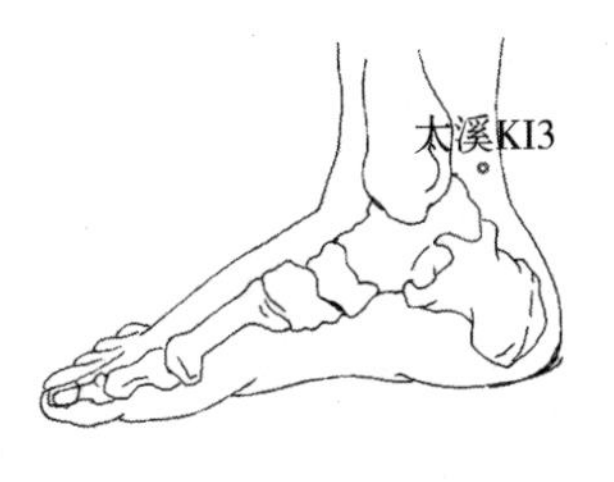

图2－17　太溪穴

（三）足三里（Zúsānlǐ）（ST36）

【特异性】足阳明经之合穴。

【标准定位】在小腿前外侧，当犊鼻下3寸，距胫骨前缘一横指（中指）（图2－18）。

【取法】正坐屈膝位，于外膝眼（犊鼻）直下一夫（四横指，为3寸），距离胫骨前嵴一横指处取穴。或用手从膝盖正中往下摸取胫骨粗隆，在胫骨粗隆外下缘直下1寸处是穴。

【功用】健脾和胃，扶正培元，通经活络，升降气机。

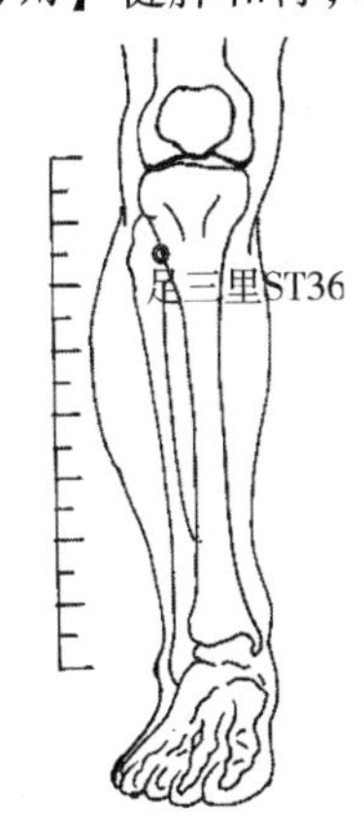

图2－18　足三里穴

【应用】慢性咽炎。胃痛，呕吐，噎膈，腹胀，泄泻，痢疾，便秘，肠痈，乳痈，下肢痹痛，水肿，癫狂，脚气，虚劳羸瘦。

【刺灸法】

1. 刺法　直刺0.5～1.5寸，针感向下肢放散。

2. 灸法　艾炷灸或温针灸5～10壮，艾条灸10～20分钟。强身保健可采用化脓灸，每年1次，或累计灸数百壮或温灸至皮肤稍见红晕为度，每日1次，每月20次，有时亦可采用药物天灸。

（四）丰隆（Fēnglóng）（ST40）

【特异性】足阳明经之络穴。

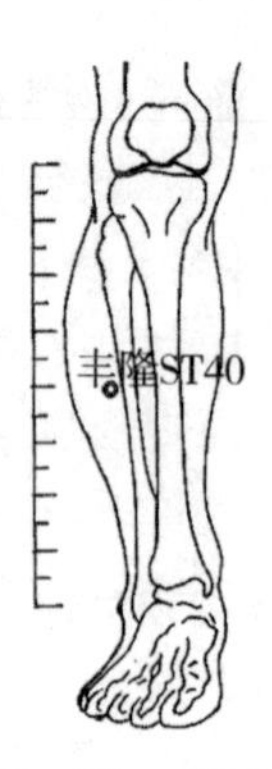

图 2－19　丰隆穴

【标准定位】在小腿前外侧，当外踝尖上 8 寸，条口外，距胫骨前缘二横指（中指）（图2－19）。

【取法】正坐屈膝或仰卧位，在条口穴后方 1 横指取穴，约当犊鼻与解溪的中点处。

【功用】健脾化痰，和胃降逆，开窍。

【应用】慢性咽炎，痰多咳嗽，头痛，眩晕，呕吐，便秘，水肿，癫狂痛，下肢痿痹。

【刺灸法】

1. 刺法　直刺 1～1.5 寸。

2. 灸法　艾炷灸 3～5 壮，艾条灸 5～10 分钟。

（五）内庭（Nèitíng）（ST44）

【特异性】足阳明经荥穴。

【标准定位】在足背，当二、三趾间，趾蹼缘后方赤白肉际处（图 2－20）。

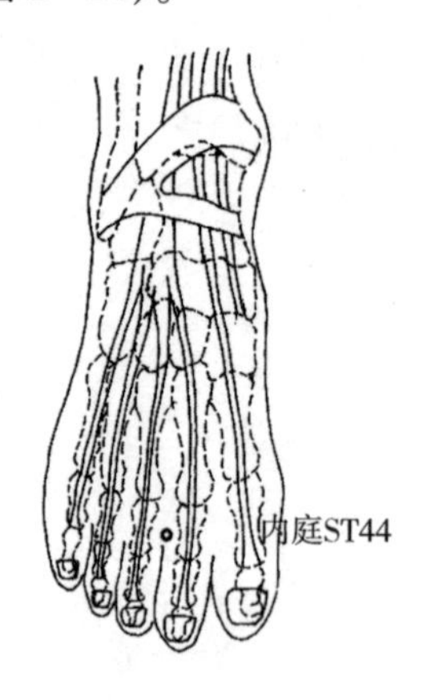

图 2－20　内庭穴

【取法】正坐垂足或仰卧位，在第二跖趾关节前方，二、三趾缝间的纹头处取穴。

【功用】清胃泻火，理气止痛。

【应用】咽喉肿痛，齿痛，口歪，鼻衄，胃病吐酸，腹胀，泄泻，痢疾，便秘，热病，足背肿痛。

【刺灸法】

1. 刺法　直刺或向足背方向斜刺 0.3～0.5 寸，局部酸胀。

2. 灸法　艾炷灸 3～5 壮，艾条灸 5～10 分钟。

第二节　常用奇穴

（一）**金津**（Jīnjīn）（EX－HN12）、**玉液**（Yùyè）（EX－HNl3）

【特异性】经外奇穴。

【标准定位】在口腔内，当舌下系带两侧的静脉上，左为金津，右为玉液（图2－21）。

【取法】正坐位，张口，在舌下系带左、右侧的静脉处取穴。

【功用】清泻热邪，生津止渴。

【应用】咽喉肿痛，口疮，舌强，舌肿；呕吐，消渴。

【刺灸法】刺法点刺出血。

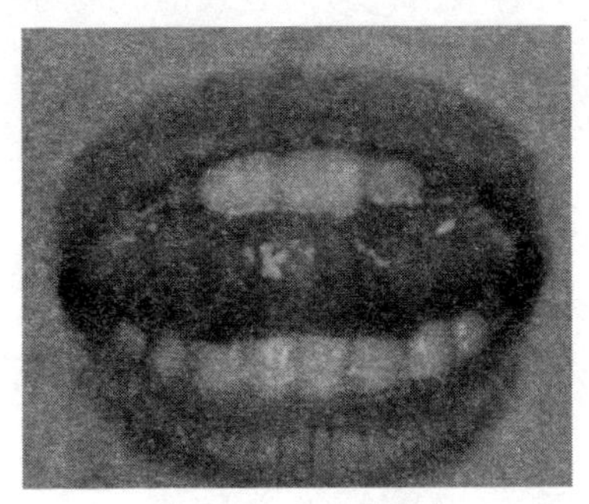

图2－21　金津玉液

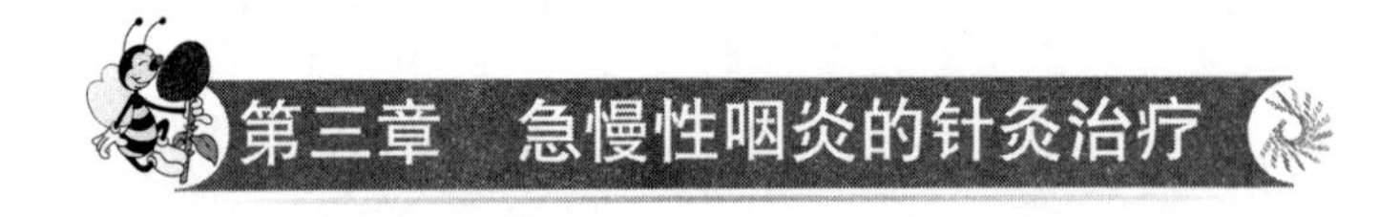

第三章 急慢性咽炎的针灸治疗

第一节 毫针疗法

急性咽炎属中医急喉痹范畴，是因外邪客于咽部所致，以咽痛、咽黏膜肿胀为特征的急性咽病，多属实证，治疗以疏风散邪，解毒泻热为主。若转为慢性者，一般多表现为气阴亏虚，或痰热内结，治疗以补泻兼施，益气化痰为主。针灸治疗急慢性咽炎见效快，疗效好，临床常用。

一、急性咽炎（急喉痹）

急性急性咽炎主要表现为咽痛，病情重者有吞咽困难及恶寒、发热等症。咽部检查：黏膜充血、肿胀，咽侧索红肿，咽后壁淋巴滤泡增生。起病较急，病程较短。

（一）风寒外袭

【症状】咽痛或咽干、咽痒，口不渴，恶寒，不发热或微发热，咽黏膜水肿，不充血或轻度充血，舌质淡红，苔薄白，脉浮紧。

【治法】疏风散寒，宣肺利咽。

【处方】风池，大椎，列缺。

【加减】声音嘶哑加廉泉，头痛加合谷。

【操作】风池向咽喉方向斜刺1寸许，提插泻法后调整针尖向对侧眼球方向，刺1寸许，提插泻法。大椎斜刺0.5～1寸，加艾条回旋灸或雀啄灸。列缺向肘部斜刺0.2～0.3寸，捻转泻法。廉泉直刺0.3寸许，行雀啄泻法。合谷直刺0.5～0.8寸，提插泻法。

【方义】急性咽炎为感受风寒引起者为风寒之证，邪在肺卫，咽痛不著，或有咽干、咽痒，发热轻，恶寒重，治疗重在解表散寒。故取风池、大椎加灸疏散风寒，清利咽喉。风池先刺向咽喉，可有立竿见影之效，患者一般会马上感到咽痛、咽干、咽痒减轻或消失，再刺向对侧眼球方向，发挥其疏风解表之功，使一穴两用。列缺宣肺利咽，廉泉润喉利咽，合谷解表散寒止痛。

（二）风热外袭

【症状】咽痛而口微渴，发热。微恶寒，咽部轻度充血水肿，舌边尖红，苔薄白，脉浮数。

【治法】疏风清热，消肿利咽。

【处方】廉泉，少商，尺泽，合谷。

【加减】咽喉肿痛甚者加天突，发热甚者加大椎，咳嗽痰多加丰隆，便秘加上巨虚。

【操作】廉泉直刺0.3寸许，行雀啄泻法。少商向腕斜刺0.2～0.3寸，或三棱针点刺出血；尺泽、合谷直刺0.5～0.8寸，提插泻法。天突先直刺0.2～0.3寸，然后沿胸骨柄后缘、气管前缘缓慢向下刺入0.5～1寸，不再施手法。大椎斜刺0.5～1寸，捻转泻法。丰隆、上巨虚直刺0.5～0.8寸，提插泻法。

【方义】若感受风热或风寒郁而化热，或平时肺经积热，感受风邪，则证属风热。少商为手太阴井穴，其清肺泻热，消肿利咽作用甚强，故最为常用。肺为金脏，取合穴尺泽，为实则泻其子之意。合谷疏散风热，廉泉通利咽喉而止痛，大椎疏风清热，丰隆清热化痰，上巨虚为大肠下合穴，主通调肠腑。

（三）肺胃实热

【症状】咽痛较剧，口渴多饮，咳嗽，痰黄稠，发热，大便偏干，小便短黄，咽部充血较甚，舌红苔黄，脉数有力。

【治法】清泻肺胃，消肿利咽。

【处方】天突，商阳，曲池，内庭。

【加减】痰多者加丰隆，便秘者加上巨虚或支沟，小便短赤加通里、足通谷。口干加廉泉。

【操作】天突先直刺0.2～0.3寸，然后沿胸骨柄后缘、气管前缘缓慢向下刺入0.5～1寸。商阳用三棱针点刺出血。曲池、丰隆、支沟直刺0.5～0.8寸，提插泻法。内庭向足背方向斜刺0.3～0.5寸，捻转泻法。廉泉直刺0.3寸许，行雀啄泻法。

【方义】若风热喉痹失于治疗，或邪盛壅结传里，或胃经向有郁热，证即以实热为主，治宜清热解毒。天突属局部取穴，可清利咽喉。商阳刺血清泻肺热，消肿利咽，曲池、内庭属手足阳明经穴，可清泻阳明之郁热。丰隆清热化痰，上巨虚或支沟开结通便，通里、足通谷清心火，利小便，使郁热从下而解。廉泉生津利咽。

二、慢性咽炎（慢喉痹）

慢性咽炎属中医慢喉痹范畴，是因脏腑虚弱，咽部失养，或邪滞于咽所致，以咽部不适，咽黏膜肿胀或萎缩为特征的慢性咽病，多属虚证或本虚标实证。

慢性咽炎以咽部干燥，或痒、疼、异物感，胀紧感等为主要症状。病程较长，咽部不适症状时轻时重。常有急性咽炎反复发作史，或因鼻窒而长期张口呼吸，或因烟酒过度，环境空气干燥、粉尘异气刺激等导致发病。咽部检查黏膜肿胀，或有萎缩，或有暗红色斑块状、树枝状充血。咽侧索肿大，咽后壁淋巴滤泡增生。

（一）阴虚肺燥

【症状】咽喉干疼、灼热，多言之后症状加重，呛咳无痰，频频求饮，而饮量不多，午后及黄昏时症状明显。咽部充血呈暗红色，黏膜干燥、或有萎缩，或有淋巴滤泡增生。舌红，苔薄，脉细数。

【治法】滋阴润肺，清咽润喉。

【处方】廉泉，列缺，照海，太溪。

【加减】伴午后潮热，手足心热加刺劳宫；精神疲乏者加足三里；伴咽部有异物感，加天突、膻中。

【操作】廉泉直刺0.3寸许，行雀啄泻法。天突先直刺0.2～0.3寸，然后沿胸骨柄后缘、气管前缘缓慢向下刺入0.5～1寸，不再施手法。列缺向肘部斜刺0.2～0.3寸，捻转补法。照海、太溪直刺0.5寸，捻转补法。膻中向下平刺0.5～0.8寸，捻转泻法。

【方义】本证多见于干燥性咽炎或萎缩性咽炎。患者素体肺阴不足，或肺肾阴虚水亏，不能制火，虚火灼肺，上蒸咽喉，故发为本证。廉泉属任脉，可调任脉之经气而生津润喉，列缺、照海分属手足太阴，二经皆上经咽喉，二穴一滋肺阴，一滋肾阴，且又同属八脉交会穴，通于阴跷脉，同用可滋阴润喉。肾为水脏，肺为水之上源，太溪属足太阴原穴，滋肾水而养肺阴，使咽喉得润。劳宫清热养阴，足三里扶正祛邪，天突降逆气，膻中理气化痰。

（二）肺脾气虚

【症状】咽喉干燥，但不欲饮，咳嗽，有痰易咯，平时畏寒，易感冒，神倦乏力，语声低微，大便溏薄。咽部充血较轻。舌苔白润，脉细弱。

【治法】益肺健脾，濡润咽喉。

【处方】气海，足三里，太渊，列缺，人迎。

【加减】咳嗽痰多者加阴陵泉，便溏者加太白，畏寒肢冷气海加灸。

【操作】气海直刺 1.5 寸，捻转补法。足三里、阴陵泉直刺 0.5～1.5 寸，提插补法。太渊避开桡动脉直刺 0.2～0.3 寸，捻转补法。列缺向肘部斜刺 0.2～0.3 寸，捻转补法。人迎避开颈动脉直刺 0.5～1 寸，捻转补法。

【方义】咽喉属清窍，其位在上，肺脾气虚，不能运化输布津液，咽喉失于濡养，则发为该证。气海、足三里益气健脾，培土生金；太渊、列缺益肺气，润咽喉；人迎属足阳明经，阳明经多气多血，人迎穴又位于局部，故能濡养咽喉；阴陵泉健脾化痰，太白健脾止泻，气海一穴暖全身，能够温暖元阳，故能改善畏寒肢冷。

（三）痰热蕴结

【症状】咽喉不适，因受凉、疲劳、多言之后症状较重。咳嗽、咯痰黏稠，口渴喜饮。咽黏膜充血呈深红色，肥厚，有黄白色分泌物附着。舌红，苔黄腻，脉滑数。

【治法】扶正祛邪，清热化痰，利咽。

【处方】阴陵泉，足三里，丰隆，天突，内庭。

【加减】咽部异物感、胀感，加膻中。咳嗽明显，痰黄稠量多，加尺泽、肺俞。便秘加天枢、大肠俞。咽部充血水肿较甚加金津、玉液刺络放血。

【操作】阴陵泉、丰隆直刺0.5~0.8寸，提插泻法。足三里直刺0.5~0.8寸，提插补法。天突先直刺0.2~0.3寸，然后沿胸骨柄后缘、气管前缘缓慢向下刺入0.5~1寸。内庭向足背方向斜刺0.3~0.5寸，捻转泻法。膻中向下平刺0.5~0.8寸，捻转泻法。尺泽直刺0.5~0.8寸，捻转泻法。肺俞向下斜刺0.5寸，捻转泻法。天枢、大肠俞直刺1~1.5寸，捻转泻法。金津、玉液用三棱针点刺出血。

【方义】患者久病，痰热壅于咽喉，故咽喉不适，咳嗽、咯痰黏稠。久病必虚，正气不足，故不耐风寒、劳累。治宜标本兼治，扶正祛邪。阴陵泉、足三里健脾利湿化痰。丰隆为祛痰要穴，用以清瘀热，化痰浊。天突降气化痰。内庭清阳明邪热。膻中为气海，加膻中以增强理气化痰之效。加尺泽、肺俞以清肺热，化痰浊。加天枢、大肠俞以通调腑气，使热从下解。金津、玉液可清热通瘀（图3-1，3-2）。

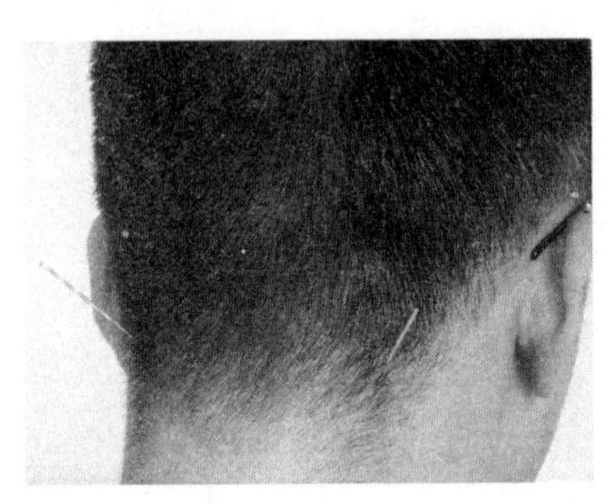

图3-1　毫针疗法

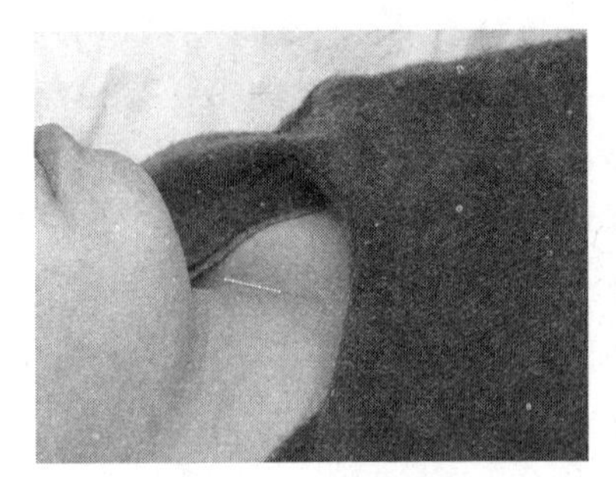

图3-2　毫针疗法

第二节　刺络放血疗法

刺络放血疗法在急慢性咽炎中应用十分广泛，尤其是对于急性咽炎属热证、疼痛较甚者、慢性咽炎急性发作以及充血水肿较甚、咽喉肿闭者，放血疗法常作为救急之策，有立竿见影之效。亦常配合毫针或其他针灸疗法。

一、急性咽炎

【处方】少商，患部。

【加减】发热甚者加大椎刺血拔罐，咳嗽痰多加丰隆，便秘加上巨虚，口干加廉泉。根据辨证分型选穴，风寒者可加风池、列缺，风热者可加曲池、合谷、商阳，肺胃实热者可加曲池、内庭。

【操作】少商、商阳穴：自拇指（少商）或食物（商阳）桡侧近端向穴处推送使其充血，皮肤常规消毒，持三棱针对准穴位迅速刺入2～3分并立即退出，挤压穴周使其出血3～5滴，或待出血颜色自深红、紫红变为鲜红时停止挤压，再以消毒干棉球压迫止血。患部：嘱患者张口，用压舌板压定舌头，暴露口咽腔；然后，持5寸长毫针对准咽窍红肿患部，用丛刺法轻浅地刺5～10下（即在患部作比较集中的点状丛刺），直刺0.1寸，微出血即可。加减穴位操作同毫针治疗。

【方义】急喉痹，多出现咽喉疼痛、肿闭，令吞咽困难。少商为手太阴之井穴，能泄肺经风热，为喉科要穴，《医学心悟》曰：“咽喉肿痛，肿塞，……取之少商泻血。”《儒门事亲》曰：“大抵治喉痹用针出血最为上策。”患部刺血有泄血化瘀、宣泄热毒、消肿利咽之效，能迅速消除咽喉肿闭。加减穴位意义同毫针治疗。

二、慢性咽炎

【处方】照海，患部。

【加减】精神疲乏者加足三里，咳嗽痰多者加丰隆、阴陵泉，便溏者加太白，畏寒肢冷加灸气海，咳嗽明显，痰黄稠量多，加尺泽、肺俞，便秘加天枢、大肠俞。根据辨证分型选穴，阴虚肺燥者加列缺、太溪，肺脾气虚者加气海、足三里、太渊，痰热蕴结者加丰隆、尺泽。

【操作】照海穴：在照海穴及周围寻找浅表小静脉，常规消毒，用三棱针点刺小静脉出血，待自然止血后用碘伏消毒针眼。患部刺血同急性咽炎。加减穴位操作同毫针治疗。

【方义】患部刺血可泄血化瘀、宣泄热毒、消肿利咽，能迅速消除咽喉肿闭缓解咽喉症状，照海穴可滋肾阴，又通于阴跷，可润喉利咽。加减穴位方义作同毫针治疗（图 3－3，3－4）。

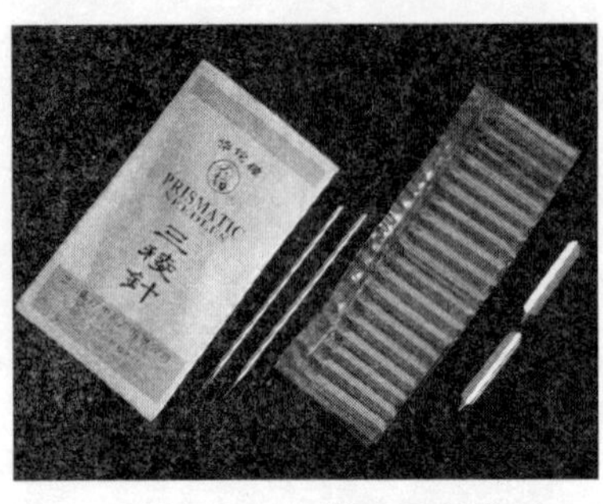

图 3－3　三棱针和采血针

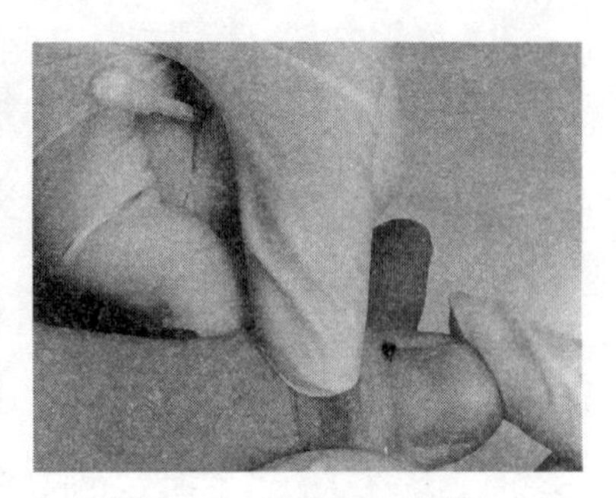

图 3－4　刺络放血疗法

第三节　灸疗法

灸疗，最常用的是艾灸法，包括艾条灸、艾炷灸、温针灸、温灸器灸等，借灸火的温和热力，通过经络的传导，起到温通气血、扶正祛邪的作用，以达到治病和保健的目的。灸疗法操作简便，痛苦较小，对于急慢性咽炎均有较好疗效，患者易于接受。

一、急性咽炎

【处方】风池，廉泉。

【加减】发热甚者加大椎，咳嗽痰多加丰隆。根据辨证分型选穴，风寒外袭证加列缺，风热外袭证加商阳、合谷、曲池，肺胃实热者加内庭、尺泽。

【操作】各穴均可用艾条雀啄灸，商阳可用线香灸，重灸 20 分钟左右。若用艾炷灸，商阳用小艾炷灸，余穴（风池、廉泉不宜用艾炷灸）用豆粒大艾炷灸 6～10 壮，宜口吹其火，使火力壮而短促，不燃至皮肤即扫除。对于风寒者，用艾炷灸时可隔姜片。亦可适当选用温针灸，方法是针刺得气后，将毫针留在适宜的深度，将艾条剪成 2 厘米长小段，穿置于针柄上点燃施灸，燃尽为止。

【方义】急性咽炎，多属实证，治宜疏散外邪，故灸宜用泻法，重灸各穴及口吹艾火，均可达消散邪气之效。隔姜片灸可增其发散风寒之功。穴位方义同毫针疗法。

二、慢性咽炎

【处方】天突，足三里。

【加减】咽部异物感、胀感，加膻中，便溏者加太白，便秘加天枢、大肠俞。根据辨证分型选穴，阴虚肺燥者加列缺、照海，肺脾气虚者加气海、太渊，痰热蕴结加阴陵泉、丰隆、内庭。

【操作】天突，足三里，太白，列缺，照海，气海，太渊，用艾条温和灸10分钟左右，红润为度，膻中，阴陵泉，丰隆，内庭用艾条回旋灸或雀啄灸，10～20分钟。亦可适当选用艾炷灸、温针灸。太渊穴禁用艾炷灸（图3－5，3－6，3－7，3－8）。

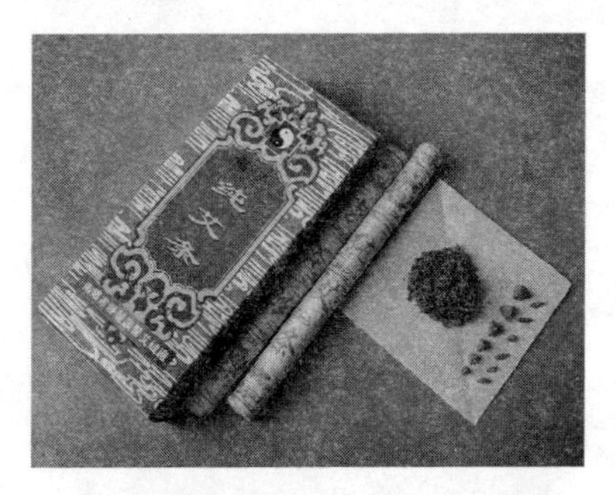

图3－5　艾条　艾绒　艾炷

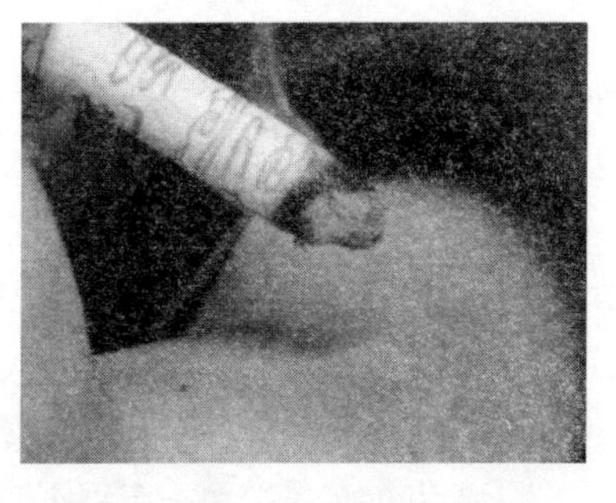

图3－6　温和灸

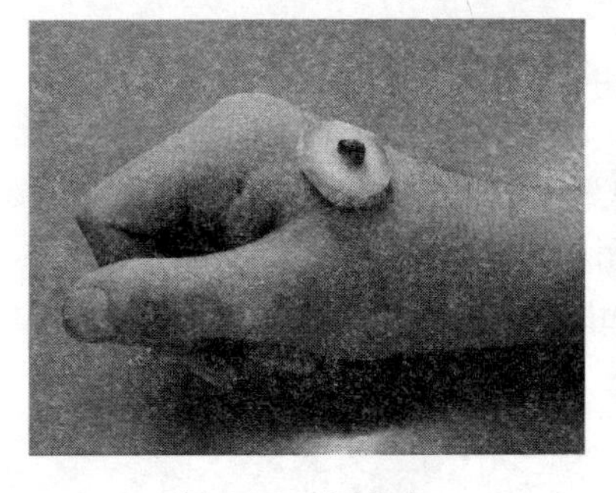

图3－7　隔姜灸

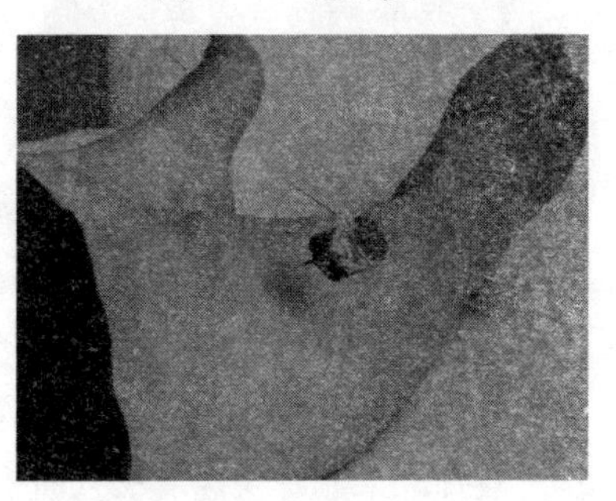

图3－8　温针灸

【方义】慢性咽炎虚证居多，实证者亦多为本虚标实，故灸治宜有补有泻。在临床上，将艾点燃后，使其热慢慢传至体内，使灸火缓慢透入深层，灸后又快按施灸的穴位，目的是使真气聚而不散，从而补其不足，谓之灸的补法。现代中医又将艾条温和灸、温灸盒灸作为补法。将艾点燃后，用嘴不断地吹火，助艾火尽快燃烧，艾热迅速传到体内，不燃至皮肤即便扫除，火力壮而短促，灸后不要按压施灸的穴位，目的是使体内蕴热之邪随艾火之热迅速发散，起到消散作用，谓之灸的泻法。现代中医又将艾条雀啄灸、回旋灸、灯芯草灸、线香灸作为泻法。在慢性咽炎中，足三里为必不可少，此穴健脾益气，可培土生金而补肺气、养肺阴，可助运化而逐痰湿，可补后天而养先天，以补肾气、滋肾阴，可益气而活血以化瘀，不可不用。

第四节　耳穴疗法

耳穴疗法治疗急慢性咽炎疗效较好，常用耳穴压豆、耳针、毫针针刺、点刺放血等方法。常用穴位包括咽喉，肺，扁桃，耳尖，肾上腺，肾，三焦，神门，上屏，肝，脾，内分泌，胃，胰胆，小肠，大肠，内鼻，皮质下，口等穴。

一、急性咽炎

【治法】疏风散邪，解毒泻热。

【处方】咽喉，扁桃体，肺，耳屏，内分泌。

【加减】痛重热盛者加耳尖刺血，口渴便秘者加胃。

【操作】耳压：用王不留行或磁珠贴压，中等刺激，3 日 1 次，两耳交替进行。耳针：用 0.25 毫米 ×15 毫米毫针，快速直刺入皮下，行捻转法强刺激，留针 30 ~ 60 分钟左右，每日 1 次，两耳交替进行。皮内针：穴位常规消毒，用血管钳或镊子夹住皮内针针柄，轻快刺入耳穴皮内，再以胶布固定 3 日 1 次，两耳交替进行。刺血：以三棱针或采血针快速刺破穴位皮肤，挤出血液数滴。

【方义】咽喉穴、扁桃体是咽喉部疾患在耳廓上的反应点，是咽喉部疾病的必选穴；取肺穴以疏风散邪，耳屏、内分泌可起到抗炎、抗感染的作用；耳尖放血可消炎、退热解毒；胃穴邪热解毒，散瘀消肿。

二、慢性咽炎

【治法】利咽消肿，化痰解毒。

【处方】咽喉，扁桃体，肺，皮质下，肾上腺。

【加减】咳嗽，痰稀易咯者，加脾穴；咳嗽，咯痰黏稠者，加肝、胃穴；口臭、便秘者，加三焦；疼痛较甚者，加神门；咽部灼热感较重者，加耳尖或扁桃体点刺出血。

【操作】耳压：用王不留行或磁珠贴压，中等刺激，3 日 1 次，两耳交替进行。耳针：用 0.25 毫米 × 15 毫米毫针，快速直刺入皮下，行捻转法中等强度刺激，留针 30 ~ 60 分钟左右，每日 1 次。皮内针：穴位常规消毒，用血管钳或镊子夹住皮内针针柄，轻快刺入耳穴皮内，再以胶布固定，两耳交替进行，3 次为 1 个疗程。点刺出血：以三棱针或采血针快速刺破穴位皮肤，挤出血液数滴。

【方义】取咽喉、扁桃体，均属相应部位取穴，以清热利咽、解毒消肿；取肺以润肺止咳，祛风止痒；取皮质下、肾上腺以加强消炎消肿之功；取脾穴以健脾化痰；取肝、胃穴以理气解郁，清热化痰；取三焦理气，通利三焦以通便泄热；神门镇静止痛；耳尖放血，以活血除瘀，诸穴共奏利咽消肿，化痰解毒之效（图 3 – 9，3 – 10，3 – 11，3 – 12，3 – 13）。

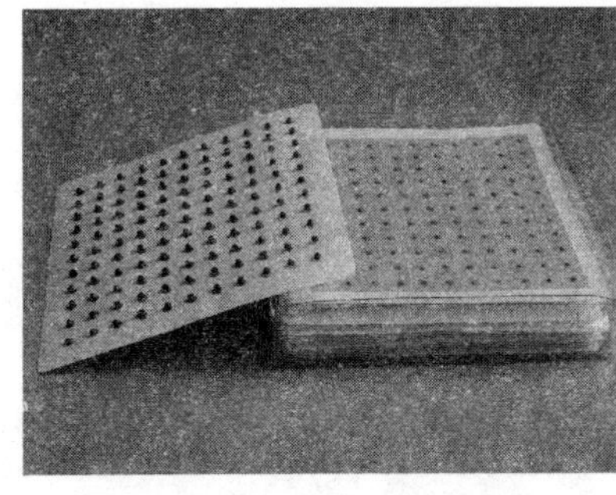

图 3 – 9　王不留行耳贴

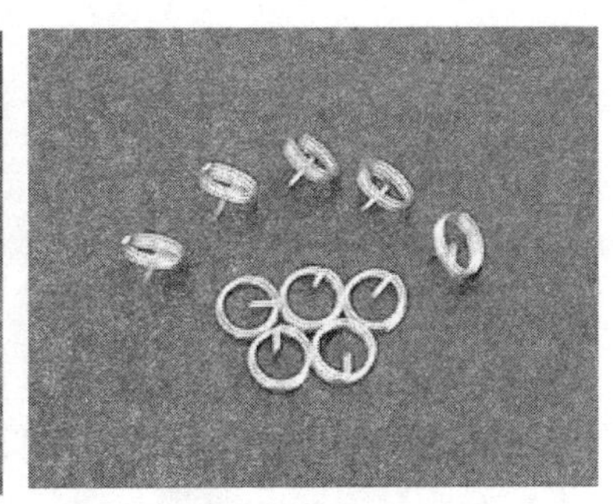

图 3 – 10　皮内针

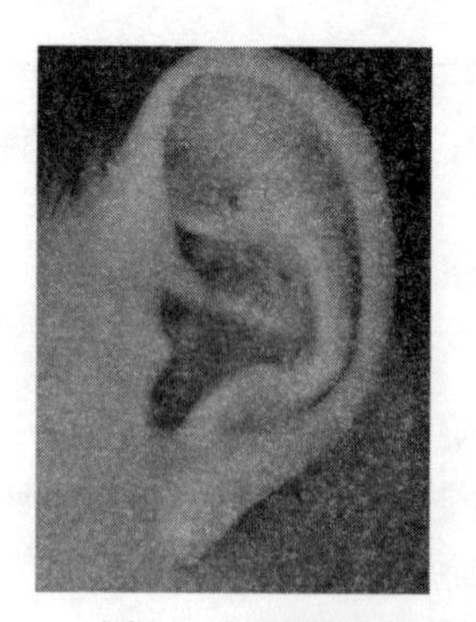

图 3－11　耳压

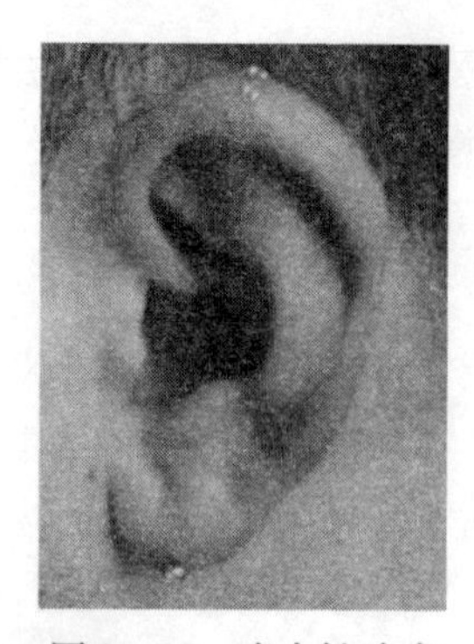

图 3－12　皮内针治疗

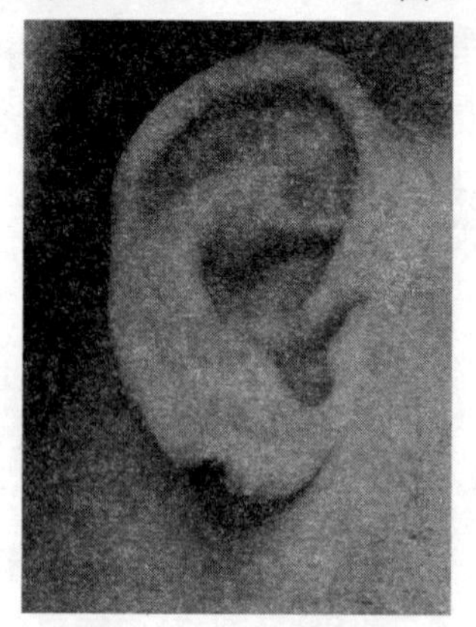

图 3－13　耳穴点刺出血

第五节　穴位注射疗法

穴位注射，又称“水针”，是选用中西药物注入有关穴位以治疗疾病的一种方法。用穴位注射法治疗急慢性咽炎，兼具药物与针灸的双重作用，故疗效较好，应用较广泛。

一、急性咽炎

【治法】疏风清热，消肿利咽。

【处方】天突，曲池，合谷。

【加减】发热加大椎，痰多加丰隆。

【常用药物】①鱼腥草注射液；②庆大霉素等抗生素类药物；③2%盐酸利多卡因；④地塞米松；⑤2种或2种以上药物配合使用，如2%普鲁卡因注射液，维生素B_{12}注射液，地塞米松注射液，混合后备用。

【操作】用鱼腥草注射液穴位注射，患者取坐位，背贴椅背，略仰头，或取仰卧位，头下不垫枕头，于颈肩下垫一薄枕，暴露颈部，用10毫升注射器配7号针头吸取鱼腥草注射液6毫升，天突穴皮肤常规消毒后，直刺进针，进针后针尖略向下斜刺0.5～0.6寸，待患者平静后令其作吞咽动作，若无梗刺感，回抽无血，将药液缓缓注入2毫升，剩余药液留注合谷、曲池穴，进针得气后回抽无血即可注入，左右各2毫升。大椎可穴位注射，亦可刺络拔罐。丰隆毫针刺，泻法。其他药物注射参考鱼腥草注射液。

【方义】鱼腥草注射液清热解毒、生津利咽、止咳，庆大霉素等抗生素类药物、利多卡因、地塞米松等西药有抗炎作用，对于炎症的消退有直接作用。穴位注射兼具针刺与药物对腧穴的双重刺激，故疗效更佳。

二、慢性咽炎

【治法】扶正祛邪，清热利咽。

【处方】人迎，足三里，太溪。

【加减】伴午后潮热，手足心热加刺劳宫。伴咽部有异物感，加膻中。咳嗽痰多者加阴陵泉，便溏者加太白，畏寒肢冷气加灸。

【常用药物】①鱼腥草注射液；②核酪注射液2毫升；③庆大霉素等抗生素类药物；④2%盐酸利多卡因；⑤地塞米松；⑥2种或2种以上药物配合使用，如2%普鲁卡因注射液，维生素B_{12}注射液，地塞米松注射液，混合后备用。

【操作】人迎穴：患者仰卧，肩背垫枕头，充分暴露颈前部，用5毫升注射器吸取鱼腥草注射液4毫升后取穴，应注意拇指将颈总动脉轻轻向外推，避免刺伤动脉，直刺0.5～1寸，得气后回抽无血两侧各注入2毫升药物。另取用5毫升注射器吸取核酪注射液4毫升，分注足三里、太溪。

【方义】鱼腥草注射液清热解毒、生津利咽、止咳，庆大霉素等抗生素类药物、利多卡因、地塞米松等西药有抗炎作用，对于炎症的消退有直接作用。核酪注射液具有增强机体抗病能力的作用。药物注入穴位后，不仅通过药物的作用促进了咽部慢性炎症的消退，而且针药对穴位的刺激产生了针刺效应，药物在吸收过程中，又延长了针药对穴位刺激的时间和强度，从而对咽部的慢性炎症产生长时间的抑制效应（图3－14，3－15）。

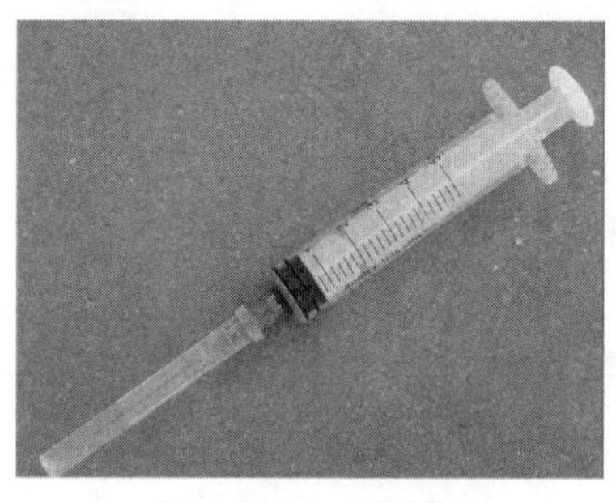

图3－14 注射器

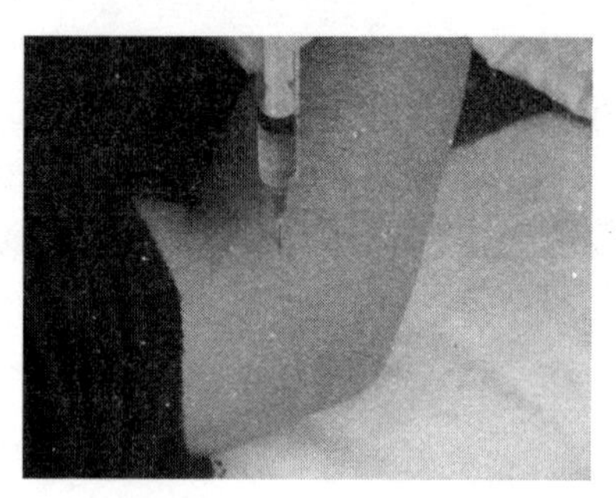

图3－15 穴位注射

第六节 穴位贴敷疗法

穴位贴敷疗法是指将中西药制剂贴敷于穴位或患部等部位的治疗方法，在穴位皮肤对药物的吸收过程中起到治疗作用，兼具药物与针灸的治疗作用，而又无针刺的疼痛与药物口服的毒副作用，可谓取两者之长，去两者之短，治疗急慢性咽炎，疗效可靠，痛苦更小，患者易于接受。

一、急性咽炎

【治法】疏风清热，消肿利咽。

【处方】天突，大椎，曲池，合谷。

【加减】同毫针疗法。

【常用药物】①六神丸；②喉症丸；③中药：桔梗、板蓝根、薄荷、麦冬、青果、大青叶、黄芩、甘草等按比例配制，碾粉备用。

【操作】取六神丸或喉症丸 5 粒或中药适量，用 75% 乙醇调成糊状，用胶布贴于穴位。

【方义】天突属局部取穴，是治疗咽炎的效穴，可清利咽喉。大椎清热利咽。曲池合谷疏风解表清热。六神丸、喉症丸是具有清热解毒、消肿止痛作用的喉科常用药，贴敷于上述穴位，兼具穴位与药物的双重作用。

二、慢性咽炎

【治法】扶正祛邪，清热利咽。

【处方】廉泉，大椎，肺俞，列缺，照海，三阴交，足三里。用肉桂末醋调敷贴涌泉穴（双侧），夜贴晨除，10 次为 1 个疗程。

［邵永金，谢强．魏稼针灸经验集（M）．上海：上海中医药大学出版社，1999：91～92，208.］

【加减】同毫针疗法。

【常用药物】同急性咽炎。

【操作】同急性咽炎。

【方义】廉泉属任脉，可调任脉之经气而生津润喉，列缺、照海分属手足太阴，二经皆上经咽喉，二穴一滋肺阴，一滋肾阴，且又同属八脉交会穴，通于阴跷脉，同用可滋阴润喉。大椎清热利咽。肺俞益肺，三阴交健脾益肾，扶正而祛邪（图 3－16，3－17）。

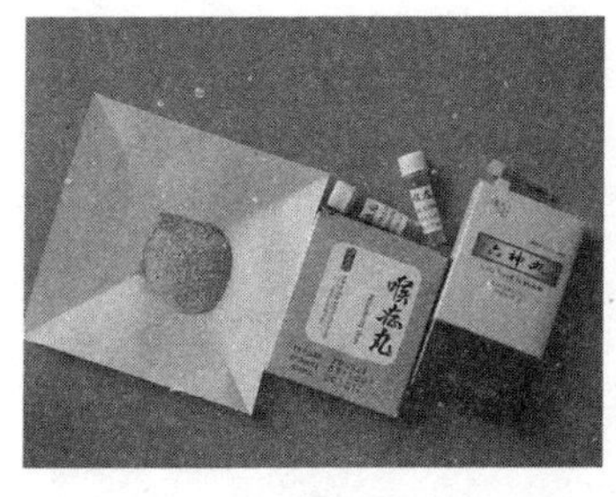

图 3－16　常见贴敷药物

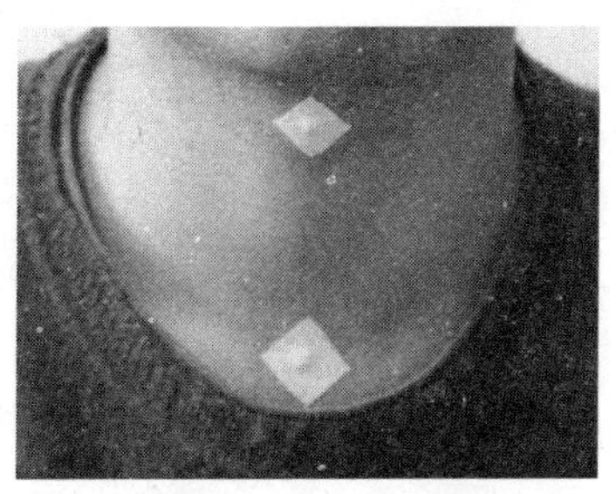

图 3－17　穴位贴敷

第七节 穴位埋线疗法

穴位埋线是集经穴、线、针刺于一体的疗法，是采用针将可吸收的羊肠线埋入穴位内。针的物理刺激和线的分解吸收产生的生物化学刺激，其双重作用对穴位产生一种柔和而持久的刺激，故多用于慢性病的治疗。穴位埋线法对于慢性咽炎疗效可靠，急性咽炎少用。它可长期激发经气，调节人体各组织器官的功能，提高机体防御力，从而发挥治疗作用。

【处方】廉泉，足三里。

【加减】根据辨证分型选穴，阴虚肺燥者加肺俞、肾俞，肺脾气虚者肺俞、脾俞，痰热蕴结加阴陵泉、丰隆、脾俞。

【操作】均采用注线法。患者俯卧或仰卧位，暴露所需埋线部位，穴位皮肤常规消毒，镊取一段1～2厘米消毒2～0号羊肠线，置于埋线针针管的前端，用镊子将线体推入针管。注意线体一定要完全置入针内，不可露在针尖外面。根据进针部位不同，左手拇、食指绷紧或提起进针部位皮肤，右手持针，迅速刺入皮下，并根据穴位解剖特点，进一步伸入到穴位适宜深度。在获得针感后，边推针芯，边退针管，将线体植入穴位的皮下组织或肌层内。出针后，立即用干棉棒压迫针孔片刻，并敷医用输液贴。

【方义】穴位埋线可长期激发经气，调节人体各组织器官的功能，提高机体防御力，从而发挥治疗作用。穴位方义同毫针疗法（图3－18，3－19）。

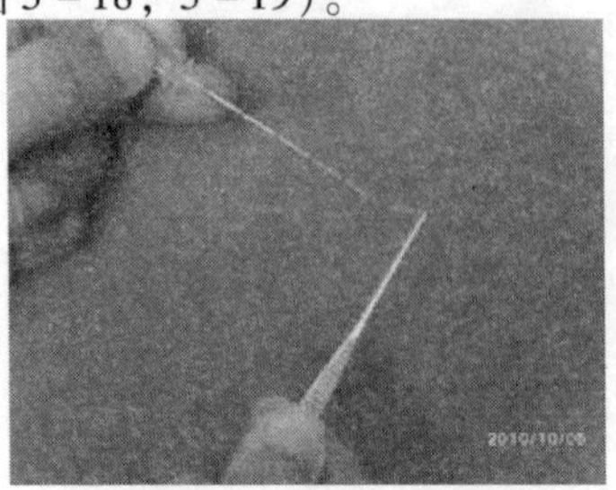

图3－18 埋线针

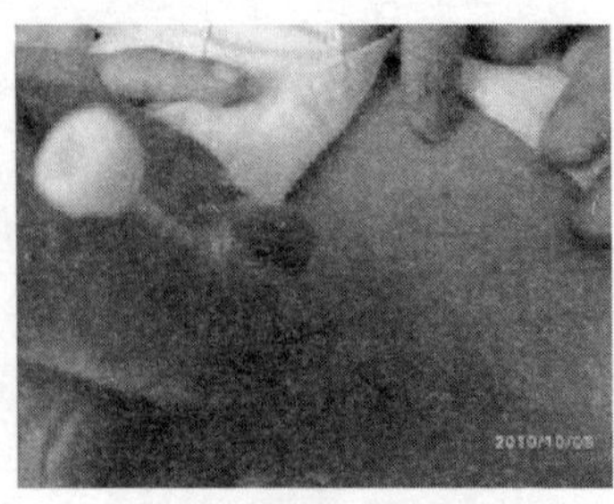

图3－19 穴位埋线

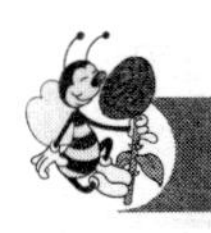

第四章　针灸临证经验荟萃

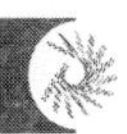

第一节　古代临证经验

经验一：一男子咽喉肿痛，余欲针之，以泻其毒。彼畏针止服药，然药即熟，已不能下矣。始急针患处，出毒血，更饮清咽消毒药而愈。（明·薛己《外科发挥》）

经验二：一男子咽喉肿痛，药不能下，针患处，出紫血少愈，以破棺丹噙之，更以清咽消毒散，服之而愈。（明·薛己《外科发挥》）

经验三：一男子咽喉作痛，痰涎上壅，余欲治以荆防败毒散加连翘、山栀、牛蒡子，彼自服甘寒降火之药，反加发热，咽愈肿痛，急刺少商二穴、仍以前药加麻黄汗之，诸证并退。唯咽间一紫处仍痛，此欲作脓，以前药去麻黄一剂，脓溃而愈。……若有大便秘结者，虽经针刺去血、必欲以防风通圣散攻之，甘寒之剂，非虚火不宜用。（明·薛己《外科发挥》）

【按语】针刺放血是古人治疗急喉痹的常用之法。少商为手少阴之井穴，通瘀解热、泄毒消肿，擅治肺胃实热之证，故治疗急喉痹，血出则肿退痛减。亦可刺商阳，商阳属阳明多气多血之经，刺之出血，有清热降火，化痰涤浊之功，若与少商合用，其效更强。刺患处出血，开窍泻热、活血消肿之功效更佳，常用于咽喉肿闭之重症，为急救良方。薛己在《外科发挥》中说："常治此证，轻则荆防败毒散、吹喉散，重则用金锁匙，及刺患处，出血最效，否则不救。针少商二穴，亦可，不若刺患处之为神速耳。"又说："凡咽痛之疾，治之早，或势轻者，宜用荆防败毒散以散之；治之迟。或势重者，须刺少商穴。痰血已结，必刺患处，亦有刺少商。咽虽利而未全消者，必成脓也，然脓去即安。”古人之辨证、辨时治疗可见一斑。而且，古人治疗喉痹，并不拘泥于用针或用药，而是临证选用，其在针刺前后的辨证用药，亦足以为当今针灸同道学习。

经验四：一人患喉痹，痰气上攻，咽喉闭塞，灸天突穴五十壮，即可进粥，服姜附汤一剂即愈，此治肺也。（宋·窦材《扁鹊心书》）

经验五：一人患喉痹，颐颔粗肿，粥药不下，四肢逆冷，六脉沉细，急灸关元穴二百壮，四肢方暖，六脉渐生，但咽喉尚肿，仍令服黄药子散，吐出稠痰一合乃愈，此治肾也。（宋·窦材《扁鹊心书》）

经验六：一人患喉痹，六脉细，余为灸关元二百壮，六脉渐生。一医曰：此乃热症，复以火攻，是抱薪救火也。遂进凉药一剂，六脉复沉，咽中更肿，医计穷。用尖刀于肿处刺之，出血一升而愈。盖此证忌用凉药，痰见寒则凝，故用刀出其肺血，而肿亦随消也。（宋·窦材《扁鹊心书》）

【按语】窦材诊喉痹，独有卓见，认为此病由肺肾气虚，风寒客之所致，令人颐颔粗肿，咽喉闭塞，汤药不下，死在须臾。治宜首先开豁痰涎，然后视病之轻重，轻者治肺，重者治肾，则病可愈。法从证出，既有肺肾气虚，风寒客之，则姜附汤、重灸天突关元之举，诚为治本之法。而他医一见喉痹，便指为热证，妄进凉药，几乎误人性命。清·胡珏评曰：“咽喉之证，风火为患，十有二三，肺肾虚寒，十有八九。喉科不明此理，一味寒凉，即有外邪，亦致冰伏，若元本亏损，未有不闭闷致死者。”足以为医者戒。

经验七：郑惟康主簿：尝苦喉闭，虽水亦不能下咽，灸三里穴而愈。（《医说续编》）

【按语】咽喉之疾，常责之于肺、胃两经。足阳明上“循喉咙”，气通咽喉，胃气健旺，咽喉功能方能正常，若过食膏粱厚味，致使胃腑积热，热毒循经上攻，搏于咽喉，则可见疼痛肿胀，吞咽不利。本案灸三里，意在通调胃腑积热，以热导热，引火下行。

经验八：楼全善治一男子喉痹，于太溪穴刺出黑血半盏而愈。由是言之，喉痹以恶血不散故也。凡治此疾，暴者必先发散；发散不愈，次取痰；不愈又次取污血也。（清·魏之琇《续名医类案》）

【按语】

本案喉痹，当属瘀血为患，“以恶血不散故也”，又有真阴不足，虚火上炎，可取太溪、照海以滋阴降火，刺出黑血以散恶血，故“于太溪穴刺出黑血半盏而愈。”现代有人研究认为慢性咽炎患者血液性状呈“浓、黏、凝、聚”状态，显著高于健康人，也就是中医所谓血瘀的客观存在，这可能是慢性咽炎在病理情况下，局部血运不良，久而久之导致全身血液性状改变，继而又导致局部病变的发展，而使慢性咽炎久治难愈。“菀陈则除之”，放血作为一种可以直接散瘀排毒的治疗方法，还有通经活络、散结消肿、祛邪安正的作用，能迅速消除咽喉肿闭。从现代医学方面看，放血可促进人体新陈代谢，刺激骨髓造血机能，使血循环中的幼红细胞增多，并增强其代谢活性。其次，放血可发挥神经体液的调节功能，改善微循环，排出血液中的毒害物质，提高机体免疫功能，从而对急慢性咽炎都有良好的治疗作用。

第二节　近现代名医临证经验

一、承淡安治疗急慢性咽炎

【病因】虚者系虚火上炎，实者都由痰火及风热抑遏而成。

【证象】咽喉红肿刺痛，痰多不能咽物，甚则咽喉肿塞，汤水不能进一匙。发生猝暴者，多属实火；缓慢者，多为虚火。实者之初起，每有形寒发热，脉则浮滑；虚则无形寒发热及头痛现象。

【治疗】颊车刺入3分，留捻1分钟。少商针入1分，留捻1分钟。经渠刺入3分，留捻1分钟。合谷针入4分，留捻1分钟。尺泽针入4分，留捻2分钟。神门针入3分，留捻1分钟。大陵针入3分，留捻2分钟。足三里针入5~6分，留捻2分钟。丰隆针入4分，留捻1分钟。涌泉、关冲、少冲、隐白各刺之。

咽中如梗：间使针入3～4分，留捻2分钟。三间针入2分，留捻1分钟。

咽肿：中渚针入3分，留捻1分钟。太溪针入3分，留捻2分钟。少商刺出血。

喉痛：风府针入3分，留捻2分钟。液门针入3～4分，留捻2分钟。鱼际针入3分，留捻1分钟。

【助治】表实者，宜荆防败毒散；里实者，雄黄解毒丸或清咽利膈汤；阴虚者用养阴清肺汤等。按证施治。

【预后】早治者，可痊十之八九。

【备考】《丹溪心法》："喉闭，少商、合谷、尺泽皆针之。"《医学纲目》："喉痹，因恶血不散故也。砭出恶血，最为上策。"又，"喉痹刺手少阴，即神门穴。"又云："喉痹取丰隆、涌泉、关冲、少商、隐白、少冲。"李东垣曰："喉痹，刺少商井及关冲、窍阴。"又云："喉痹乳蛾，取少商、照海。"《得效方》："咽喉肿痹，针风府，主咽喉诸病，及毒气归心等项恶症，无不效。又针少商，咽喉肿痛皆治之。又针合谷、上星，治颊肿缠喉风症等。"

［俞中元，谢晋生．中国百年百名中医临床家丛书·承淡安．北京：中国中医药出版社，2003.116～117.］

二、田从豁治疗喉痹（慢性咽炎）

【主证】咽部长期出现声哑，咽痒，甚或失声，时有咽痛。

【方法】大椎穴以雀啄灸15分钟，每日1次，10次为1疗程。

【释义】灸大椎可肃肺调气，清上焦邪热，以祛肺中虚热而起效。

［李其英．田从豁主任医师施灸大椎穴的经验介绍．中国临床医生，2000，28（6）：34～35.］

三、魏稼治疗急慢性咽炎

1. 急性咽炎

【病因】急性咽炎，多因风热火毒上扰，壅闭咽窍，致使气血阻滞，经络闭阻而为病。

【证象】咽痛，吞咽时疼痛显著，伴发热微恶风，舌边红，苔薄黄，脉浮数。检查见咽黏膜急性充血，腭弓及悬雍垂充血水肿，咽后壁多个淋巴滤泡及咽侧索红肿且上附有黄白色脓点，可触及颌下肿大之淋巴结，体温升高。

【治疗】主要采取丛刺患部，点刺拇指三商和耳轮三点（即耳轮上、中、下各一点，等距）宣泄血热。

丛刺患部放血：施术时，医者先嘱患者张口，用压舌板压定舌头，暴露口咽腔；然后，持5寸长毫针对准咽窍红肿患部，用丛刺法轻浅地刺5~10下（即在患部作比较集中的点状丛刺），直刺0.1寸微出血即可。

点刺三商放血；三商为奇穴，位于拇指指甲根部，其桡侧缘为少商，尺侧缘为老商，之间为中商，三穴合称三商。施术时，医者先用手捋患者一侧手臂，从上臂往下沿腕直捋至拇指末端，往返十数下，使拇指局部充盈血液；然后，左手握紧拇指根部，右手持三棱针用点刺法快速刺三穴，斜刺0.2寸，急入急出，有似电闪，约出血2毫升即可。接下按同法刺另一拇指穴位。

点刺耳轮三点放血：施术时，医者先用左手揉摩患者一侧耳轮约5分钟，使局部充盈血液，然后，左手捏紧耳轮相应部位，右手持三棱针用点刺法快速刺三点，直刺0.2寸，急入急出，有似电闪，约出血2毫升即可。接下按同法刺另一耳轮三点。

2. 慢性咽炎

【病因】慢性咽炎多属于中医虚火喉痹范畴，为肾阴亏虚，虚火上扰，灼伤咽部所致。

【证象】咽喉干痛，夜间干甚，饮水则舒，伴腰膝酸软，耳鸣，夜寐梦多，舌质红嫩，少苔，脉细。检查见咽峡呈弥漫性充血，咽后壁多个淋巴滤泡肥大。

【治疗】治疗应以引火归源为要，火降则津生，咽得以滋润且又无火灼之害，疾病可愈。用肉桂末醋调敷贴涌泉穴（双侧），夜贴晨除，10次为1个疗程。

【预后】一般2~3个疗程便可获得显著疗效。

【按语】涌泉穴为足少阴井穴，用醋调肉桂末敷之，取“热因热用”之意，达到以热引热，导热下行，归潜于舍，使之无游离之害。则挖井得水，肾津上潮，咽部得濡，则和虚火喉痹可愈。

[邵永金，谢强．魏稼针灸经验集．上海：上海中医药大学出版社，1999：91~92，208．]

第三节　现代临床经验选编

一、毫针疗法

1. 欧阳群针刺孔最治疗急性咽喉肿痛

【取穴】孔最。

【操作方法】用0.30毫米×25毫米毫针，稍向上斜刺进针，进针15~17毫米，轻微持针逆时针方向捻转片刻，立见咽喉肿痛减轻或消失，留针15~20分钟。

【治疗结果】欧阳教授点评：近30年来，运用此穴治疗急性扁桃腺炎、急性咽炎，多能获良效。慢性患者无效。

[黄泳，陈俊琦．欧阳群教授临床运用单穴经验集粹．中国针灸，2007，27（11）：857~858．]

2. 纪青山养阴清热利咽针刺治疗慢性咽炎

【取穴】局部取天突、扶突、廉泉，远端取阴郄。阴虚加照海，实热加合谷，采用平补平泻手法，留针30分钟，每天治疗1次，10次为1个疗程，1个疗程结束后休息3天，继续下1个疗程治疗，3个疗程后评定疗效。

【治疗结果】56例中，痊愈41例，占73.2%，显效12例，占21.4%，好转3例，占5.4%，总有效率达100%。

【按语】针灸治疗慢性咽炎效果良好，依局部取穴、远部取穴相配合的原则，局部取天突、扶突、廉泉以疏通局部气血，使黏膜充血得以吸收，以利咽喉；远部取阴郄、照海、合谷，阴郄为治疗咽炎的经验穴，照海为八脉交会穴之一，主治咽喉病，且有滋阴作用，以治其本，合谷可清泻阳明之郁热，诸穴相配，治本通络，开郁启闭，疾病得愈。针刺治疗慢性咽炎的疗效是可以肯定的，且远期疗效稳定，在治疗的过程中，要避免接触有刺激性的气体或物质，如烟、酒、辛辣食品，以免直接刺激咽喉，诱发或加重。同时还要注意不要过度劳累，精神不要过度紧张，对该病的愈后大有裨益。另外，针灸取穴的准确性与补泻手法的运用是疗效关键之所在。

[董喜艳，杨文武，华晓威．纪青山教授针刺治疗慢性咽炎56例．吉林中医药，2001，(4)：47.]

3. 刘月振透天凉手法针刺鱼际为主治疗咽炎

【取穴】鱼际穴。

【操作方法】病人坐位，前臂平伸，屈肘侧掌。穴位皮肤用75%乙醇棉球擦拭消毒，取28号1.5寸毫针，快速进针1～1.2寸，用提插捻转手法令其得气，然后按透天凉操作反复。施术，直至穴位局部有凉感为止（经过操作始终未引起凉感仍然有效）。同时，让患者饮温开水，并不断地作吞咽动作随后，医者用拇食二指捏按患者咽喉部数次。留针30分钟待凉感消失后出针，不闭针孔。1日1次，7天为1个疗程。

【结果】1～7次治疗后，痊愈61例，其中，急性咽炎4例，慢性咽炎13例；好转13例，其中急性咽炎例，慢性咽炎10例；无效2例均为慢性咽炎。

【按语】急慢性咽喉炎主要是火热邪毒炽盛上攻，灼津成痰，痰火蕴结，搏结于咽喉；或热邪伤阴，阴液不能上承，咽喉虚火上灼所致。咽喉属于肺系，与肺经关系最为密切。鱼际穴为手太阴肺经的荥穴，泄热清肺利咽、散瘀消肿止痛之效尤著，为治疗咽炎要穴。透天凉为大泻之法，能够引邪外出，使穴位局部乃至病灶出现一种凉爽的感觉。鱼际穴使用此法，更能充分发挥治疗急慢性咽炎的效果。

[刘月振．透天凉手法针刺鱼际为主治疗咽炎76例．中国针灸，2002，22（5）：324.]

4. 刘存志针刺治疗慢性咽炎

【取穴】取天容，列缺，鱼际，照海，太溪，太冲。

【操作方法】天容用50毫米毫针向舌根部直刺1.5寸，使酸胀感扩散至舌根或咽部，针刺数分钟后，患者可出现不自主的吞咽动作及口水增多的现象；列缺用25毫米针斜刺，针尖向肘微斜刺入0.5寸，施雀啄术使酸胀感向颈肩传导为佳；照海用25毫米毫针，足稍内翻从足内侧向外侧直刺0.5寸，提插捻转补法，以酸胀沉重感为度；余3穴均用40毫米毫针直刺1寸，太溪用补法，鱼际、太冲用泻法。留针30分钟，每10分钟行针1次。每日1次，7次为1个疗程，休息3天，再行第2个疗程。治疗期间停用抗生素及其他咽部用药。

【治疗结果】51例中，治愈25例，占49.0%；显效20例，占39.2%；好转6例，占11.8%；总有效率100%。多数患者针刺1次即感症状较前减轻，治疗1~3个疗程后，自觉症状消失。

【按语】天容穴为手太阳小肠经经穴，可疏利局部经脉，直达病所；列缺配照海属八脉八穴相配法，列缺通于任脉而上至咽喉，宣肺利咽；照海通于阴跷而上循喉咙，滋阴利咽；鱼际为手太阴荥穴，五行属火，功在清肺热；太溪为足少阴原穴，配太冲有滋肾阴，降虚火的作用。同时在治疗中忌烟酒、辛辣等刺激性食物，日常少作长谈。针刺治疗慢性咽炎无副作用，疗程短，远期疗效好，值得临床推广使用。

[刘存志．针刺治疗慢性咽炎51例．上海针灸杂志，2000，(1)：28.]

5. 刘惠颜等针刺咽炎方治疗慢性咽炎

【取穴】风池，尺泽，合谷，少商，足三里，照海。

【操作方法】穴位常规消毒，患者先取坐位，风池穴针尖微下，向鼻尖斜刺0.8~1.2寸；然后取仰卧位，尺泽直刺0.8~1.2寸，合谷穴直刺0.5~1寸，少商浅刺0.1寸，足三里穴直刺1~2寸，照海穴直刺0.5~0.8寸，以上诸穴均取双侧。留针30分钟，每日1次，5次为1疗程，疗程间间隔2天。每个疗程后记录疗效等结果，3个疗程后整理数据统计。不到3个疗程者，用最接近一次观察的结果代替最后结果。

【治疗结果】38例咽炎患者，痊愈8例，占21.05%；好转30例，占78.95%；无效0例，总有效率为100%。

【按语】《重楼玉钥》在喉科针灸治疗的发展中有着重要的地位及积极的推动作用，是关于喉科针灸治疗方面举足轻重的一部著作。书中提及："针曰气针，诚为诸药之先锋，乃喉风之妙诀，功效可胜言哉。凡临诸症先从少商、少冲、合谷。以男左女右，各根据针法刺之。若病重者，再从囟会、前顶、百会、后顶、风府、颊车、风池。诸穴针之，留肩井、尺泽、曲泽、小海、少海、商阳、中冲、照海、足三里、隐白诸穴，看病势轻重用之，不可一时针尽。"

针对慢性咽炎的病因，从《重楼玉钥》喉科疾病取穴提纲中选取风池、尺泽、合谷、少商、足三里、照海诸穴组成咽炎方。方中，风池穴为足少阳经与阳维脉交会穴，可疏风清热；尺泽穴为手太阴肺经合穴，可滋肺阴、降虚火；合谷穴为手阳明经原穴，可通咽利喉、宣肺清热；少商穴为手太阴肺经之井穴，可清泻肺热、清利咽喉；足三里为胃经合穴，是保健要穴，且胃经循行路线循喉咙，可鼓舞正气抗邪、益胃生津利咽；照海穴为足少阴肾经之穴，通于阴跷，可调补肾阴、清热利咽。本方取穴精简，有疏风清热、养阴生津利咽之功。

通过38例慢性咽炎的观察，笔者发现：①初步肯定了咽炎方针刺用于慢性咽炎的确切疗效，38例慢性咽炎患者接受治疗后，总有效率100%；②咽炎方适用于不同证型的慢性咽炎患者，无论对痰热蕴结型、肺脾气虚型，或者阴虚肺燥型，疗效肯定，各证总有效率均达100%；③疗效不因病程长短而显著变化，病程小于5年或长于5年，均能获得显著疗效；④在治疗过程中，38例慢性咽炎患者均无特殊不适。

［刘惠颜，王平平，陈俊琦，等．针刺咽炎方治疗慢性咽炎的临床观察．亚太传统医药，2009，5（11）：49～50.］

二、刺络放血疗法

1. 肖鸣等少商穴点刺出血治疗咽喉肿痛

【取穴】少商。

【操作方法】取双侧少商穴，自拇指桡侧近端向穴处推送使其充血，皮肤常规消毒，持三棱针对准穴位迅速刺入3分并立即退出，挤压穴周使其出血3~5滴，再以消毒干棉球压迫止血。每日点刺双侧各1次，连续3日，不效者改他法治疗；3日内不用抗生素及中药治疗。

【治疗结果】本组39例患者，治愈19例，显效12例，有效4例，无效4例，显效率79.49%，有效率89.74%。

【按语】咽喉为肺胃门户，咽接食管通于胃，喉接气管通于肺，故外感风热袭肺或肺胃郁热，皆可致本症。少商为手太阴之井，能泄脏热，诚如《灵枢》云："病在脏者，取之井"；其又为喉科要穴，《医学心悟》曰："咽喉肿痛，肿塞，取之少商泻血。"具泻热作用之三棱针疗法泻血，则清泄肺热之力尤强，肺胃之热得泄，咽喉肿痛可除，故获良效，其效可比药物治疗。据笔者体会，本症初起，邪在肺卫时，本法治之效佳，有效率可达96.83%；倘邪已传里、肺胃热炽时，多伴热甚，吞咽痛，咽部红赤高肿甚有黄白色分泌物附着，扁桃体肿大甚或溃脓等，本法用之则效较差。本文之疗效结果也证实如此，如急性扁桃体已溃脓的10例患者，2例有效，8例无效，无1例痊愈显效；急性咽炎无效的4例患者，也属咽部重度充血水肿且有分泌物附着。因此，作者认为运用少商穴点刺出血治疗咽喉肿痛，宜把握时机，尽早进行。

[肖鸣，周建伟，湛业华．少商穴点刺出血治疗咽喉肿痛88例临床小结．针灸临床杂志，1999，15（2）：32~33.]

2. 杨珺等穴位点刺放血治疗急性咽炎

【取穴】大椎，少商，商阳。

【操作方法】选用三棱针常规消毒后，点刺上述穴位，每穴挤血数滴，其中大椎穴点刺后加拔火罐，每次15分钟，每日1次，7次为1疗程。

【治疗结果】本组35例，痊愈15例，显效12例，好转8例，无效0例，总有效率100%。

【按语】在临床护理中，我们发现此病在治疗的同时，应卧床休息，多进流汁饮食，注意营养。本实验中采用大椎点刺放血拔罐，具有清泻阳经热毒之功，少商和商阳分别为手太阴肺经和手阳明大肠经的井穴，点刺少商出血可清肺经热邪而止咽痛，手太阴肺经与手阳明大肠经表里，故点刺商阳，可助清泄肺热，以达消咽肿痛之功效。

[杨珺，周冬梅．穴位点刺放血治疗急性咽炎35例疗效观察及护理．针灸临床杂志，1999，15（12）：11～12.]

3. 李聚生然谷穴点刺放血治疗慢性咽炎

【取穴】然谷。

【操作方法】取三棱针用75%乙醇浸泡2小时以上备用，在然谷穴3厘米直径范围内寻找浅表小静脉，用碘伏常规消毒，用三棱针点刺小静脉出血，每次放血1～20毫升不等，待自然止血后用碘伏消毒伤口，不需包扎，每次刺一侧，3～4天1次，4次为1疗程。

【治疗结果】63例中，第1疗程治愈22例，好转34例，无效7例。34例好转者中，有8例第2疗程治愈；7例第1疗程无效患者有2例并发急性咽炎，第2疗程点刺放血好转，1例并发化脓性扁桃腺炎手术治疗，另4例无效者全部为慢性肥厚性咽炎。第2疗程结束后共治愈30例，占47.6%；好转28例，占44.5%；无效5例，占7.9%。

【按语】然谷穴属足少阴经第2个穴，属五输穴之荥穴，在五行中属火，刺之有补肾水、泻虚火之功。《针灸大成》记载此穴“主咽内肿，不能内唾，时不能出唾，心恐惧如人将捕……咳唾血，喉痹”。《素问·缪刺论》说：“邪客于足少阴之络，令人嗌痛，不可内食，无故善怒，气上走贲上，刺足下中央之脉，各三痏，凡六刺，立已，左刺右，右刺左。嗌中肿，不能内唾，时不能出唾者，缪刺然骨之前出血，立已，左刺右，右刺左。”然笔者没有发现刺一侧然谷穴对侧咽痛好转的现象，其结果是同侧好转，这和《内经》的记载有所不同。

治疗前应查血常规及凝血 4 项，血小板减少或凝血机制障碍者禁止用放血疗法。

[李聚生. 然谷穴点刺放血治疗慢性咽炎. 中国针灸，2006，26（9）：613.]

4. 朱运喜等长多头针治疗慢性咽炎

【取穴】咽后壁。

【操作方法】自制长多头针，即采用口腔科粗钢丝 3 根，分别将其一端磨成针尖状，然后将其像缠绕毫针针柄一样缠绕在一起，其针尖露出 1 毫米，针尖要平齐，针体长度 19 厘米。治疗时让患者端坐在方凳上，面对着明亮处，向后仰头张口，用装有 2% 地卡因的喉头喷雾器，向咽后壁喷药 2 次，患者咽部有堵塞、麻木感后，用 0.1% 新洁尔灭消毒咽后壁，之后用压舌板压患者舌前部，并让其发出“啊”的声音，充分暴露咽后壁，然后用消毒长多头针轻轻点刺咽后壁，有小颗粒或滤泡者要同时刺破，使其出血，让患者吐净咽部血液，休息 1～2 分钟，再用同法治 1～2 次。隔 2 天治疗 1 次，共治疗 5 次。

【治疗结果】本组 50 例全部有效，其中痊愈 34 例；显效 11 例；有效 5 例。

【按语】有人研究后认为血瘀对本病有较大影响，发现本病与健康人相比全血比黏度、血浆比黏度、全身还原比黏度及血沉均有显著性增高趋势（$P < 0.01$），提示慢性咽炎患者血液性状呈“浓、黏、凝、聚”状态，显著高于健康人，也就是中医所谓血瘀的客观存在，这可能是慢性咽炎在病理情况下，局部血运不良，久而久之导致全身血液性状改变，继而又导致局部病变的发展，而使慢性咽炎久治难愈。

笔者根据中医对血瘀理论的认识和现代医学对该病的研究，自制多头针在咽后壁针刺放血治疗，使咽局部血液循环加快，从而使其微循环及血瘀得到改善，减轻了咽部病变组织的缺氧状态，促使其炎症消退，继而咽部不适的症状也得到了解除，故取得了较好疗效。

[朱运喜，李昆城，王琳．长多头针治疗慢性咽炎50例．中国针灸，2007，27（1）：47.]

三、灸疗法

1. 廖海清三线灸治疗急慢性咽炎

【取穴】三线灸以颈局部取穴为主，一线：任脉颈段，其中以廉泉、天突穴为主；二、三线：胃经颈段左右各一线，其中以人迎、水突，加小肠经天容为主。急性咽炎加灸少商，慢性咽炎加灸太溪。

【操作方法】患者仰靠坐位或仰卧位，一手持镜子对照颈部，一手持点燃的无烟灸条，先灸一线，后灸二、三线及其他穴位。方法采用小幅度悬灸，距离以病人能忍受为度，要求热力深达病位，如病人感觉病位象有泉水涌出，效果最佳，每次30分钟，6次为1个疗程。注意防止烫伤；颈部灸时不宜说话和吞咽动作；灸条燃后的灰烬及时去掉，以保证效力；若热力一次不能透达病位，不可强求，多灸几次逐渐达到。

【治疗结果】急性咽炎208例中，痊愈193例，占93%；显效15例，占7%；慢性咽炎112例中痊愈90例，占80%；显效20例，占18%；无效2例，占2%。总有效率99%。

【按语】我从任脉、胃经着手兼顾肺肾，收到较好疗效。任脉汇总阴经，为阴脉之海，阴海充盈，咽润则病除。胃为后天之本，灸人迎、天突等以激发涌泉之水，津盈火自灭，更添灸少商、太溪以滋阴降火，天突主治瞿核。以上共奏“引水救火”之功。

[廖海清．三线灸治疗急慢性咽炎320例．上海针灸杂志，1998，17（3）：30.]

2. 徐恒庆隔椿树皮灸治疗慢性炎

【取穴】天突穴上方。

【操作方法】病人仰卧位，取新鲜椿树皮一块，约3×3厘米大，里面朝底，老皮朝上放在胸骨柄上方凹陷正中处（天突穴上方），取艾条2支，点燃后稳火灸30分钟，每日1次，5天为1疗程，注意防止烧伤。疗效不佳者可加灸大椎穴30分钟。

【治疗结果】痊愈28例，占66.6%；有效10例，占23.8%；无效4例，占9.6%。总有效率90.4%。

【按语】椿树皮别名樗白皮，分臭椿树皮和香椿树皮两种，笔者使用臭椿树皮，其味苦涩，有清热燥湿，加热有活血化瘀行气之功，用艾条灸，可借灸火的温度和热力把椿树皮药物的功效直接输送到病变部位，通过温经通络，活血行气逐痹，扶正祛邪。

[徐恒庆. 隔椿树皮灸治疗慢性炎42例. 中国民间疗法，1997，(1)：21.]

3. 李建山等“周氏万应点灸笔”治疗慢性咽炎

【取穴】耳尖（以右耳尖为主），天突，廉泉，鱼际，商阳，太溪，列缺，照海。

【操作方法】采用周氏万应点灸笔点灸，第一天为3小时一次，直至咽部症状好转后改为一日两次，每次每穴点灸5~8下。7天为1疗程、治疗期间停用其它药物。

【治疗结果】本组68例，痊愈39例，占67.24%；显效11例，占18.97%；好转6例，占10.34%；无效2例，占3.46%，总有效率为96.55%。

【按语】太溪是足少阴经原穴，照海通于阴跷，二穴能滋阴降火，导虚火下行，为治疗虚热咽痛的效穴。鱼际为手太阴经荥穴，可清肺热利咽喉。“同时周氏万应点灸笔”组成配伍严谨、灸技独特、以灸代针、开灸法之先河，扩灸疗之大道，具十大优特于一身，经临床反复验证，此笔功神效验，确有抗炎抗病毒，促进组织修复，调节内分泌，改善微循环及机体机能状态的作用，同时无针刺痛苦，易于被患者接受，见效迅速等优点。

[李建山，田申海. “周氏万应点灸笔”治疗慢性咽炎临床疗效观察. 针灸学报，1992，(5)：42.]

4. 李丁霞赵氏雷火灸治疗慢性咽炎

【取穴】下颌部，颈前部，双耳，风池，风府，1~7颈椎，合谷。

【操作方法】灸下颌部、颈前部；双耳部对准耳壳反复旋转数次，灸红后再对准耳心啄式灸3分钟左右；灸风池、风府；灸1～7颈椎；灸双手合谷。每日1次，每次灸疗时间为30分钟。1疗程为30天。

【治疗结果】本组95例，治愈13例，好转77例，无效5例，总有效率94.7%。在咽痛、咽部异物感、干痰、呛咳等主要症状改善方面优于对照组。

【按语】灸法是中医学治疗疾病的重要方法之一。《医学入门》载："药之不及，针之不到，必须灸之"。赵氏雷火灸由防风、青蒿、田七、艾叶等中草药组成，防风具有祛风解毒，祛瘀止痛的作用；青蒿具有退热凉血的作用；田七具有活血化瘀的作用；配合艾叶温通止痛，借助灸火的热力，给人体以温热性刺激，通过经络腧穴的作用，综合达到温通经络，行气活血，祛湿逐瘀，消肿散结的功效。咽喉既是脏腑之外窍，又是诸经络交会之所在，脏腑病变可随时影响咽喉，而咽喉之病又可随时影响至他脏。清代唐容川在《血证论》中说："咽喉为肺之关，胃之门，少阴心脉之所络，肝脏冲脉之所夹，凡此之经，皆血之所司也"。慢性咽炎的形成，是由于长期经脉之气失调而起。赵氏雷火灸在治疗上，以经络学说为理论，现代医学研究为依据，以悬灸方法刺激咽喉部周围及各有关穴位，促使咽喉部周围的皮肤毛细血管扩张、充血，血液循环加快，达到行气活血，疏解幽闭的目的。灸法的抗炎作用，就是灸火通过对局部血液循环、植物神经、细胞免疫及内分泌等功能影响的综合结果。灸法镇痛、对机体各系统的调整作用十分明显。本临床观察中赵氏雷火灸治疗慢性咽炎总有效率为94.7%，通过观察显示赵氏雷火灸治疗慢性咽炎的特点：对咽部炎症有明显的抑制作用，用药1周后咽部灼热疼痛症状可有明显好转，继续治疗2～3周，可使大部分症状缓解和消失。赵氏雷火灸对局部体征的改变亦十分明显，4～6个月后随访可见患者壁黏膜较前光滑润泽，淋巴滤泡减少或消退。赵氏雷火灸由纯中药制成，疗效明显，使用方便。体外应用，无需经过人体代谢，副作用极小，患者易于接受。此外灸法的防病作用不可忽视，通过对人体各系统的调整，从而达到增强体质，防御疾病的目的。针对慢性咽炎易反复发作的特性，赵氏雷火灸可起到防病保健的作用。

［李丁霞．赵氏雷火灸治疗慢性咽炎的疗效观察．中国中医药杂志，2004，2（3）：162～163.］

四、耳穴疗法

1. 夏秀耳穴贴压治疗急性咽炎

【取穴】咽喉，耳屏，肝，肺，脾，耳尖，耳后静脉。

【操作方法】用王不留行子贴附于小方块胶布中央，用75%乙醇消毒耳廓皮肤，用左手固定患者耳廓，右手用镊子夹持贴有王不留行子的胶布，贴附在两侧耳穴的皮肤上。嘱患者每日自行按压3～5次，每次每穴按压1～2分钟。同时，耳尖穴和耳后静脉用三棱针点刺放血3～5滴。3天1个疗程。

【治疗结果】本组治疗1个疗程后，治愈42例，有效40例，无效3例。对于有效、无效患者继续治疗1个疗程，愈39例。总治愈率95.3%。

【按语】急性咽炎……应疏风解热、消肿解毒。肝穴有驱除风邪、调和营血的作用；脾穴有健脾补气的作用；耳屏、肺穴有清热、祛炎的功能。耳尖、耳后静脉放血可退热、消炎、解毒。耳穴贴压前，要注意局部消毒，严防感染。若耳廓有炎症、冻伤，禁止贴压。耳穴贴压后，患者按时自行按压，以按压为主、切勿揉搓，以免搓破皮肤造成耳廓感染。在治疗的同时，嘱患者忌食刺激性食物，积极锻炼身体，劳逸结合，增加机体抵抗力，提高免疫力。

［夏秀．耳穴贴压治疗急性咽炎85例分析．中国误诊学杂志，2008，8（26）：6311.］

2. 刘汝翠等耳穴注射治疗急性咽炎

【取穴】耳轮。在耳轮的最外缘有一痛点，用拇指和示指沿耳轮外缘由上而下用力按压，当有针刺样感觉时做好标记，作为施治的耳穴，进行两侧选点。

【操作方法】取聚肌胞注射液1支（2毫克/2毫升），用皮试针抽取1毫升注射液，0.5%碘伏消毒后穴位内注射0.5毫升聚肌胞注射液，然后垫无菌干棉球双手轻压治疗点3~5分钟。3天后比较疗效。

【治疗结果】本组39例，痊愈20例，占51.28%；显效18例，占46.15%，无效1例，占2.56%，总有效率97.44%。

【按语】中医学认为，耳为“宗脉之所聚”，十二经脉皆通于耳。所以人体某一脏腑和部位发生病变时，可通过经络反映到耳廓相应的点上，这些点又称压痛点、导良点、反射点、治疗点等。针刺耳穴能疏通经络，运行气穴，调理脏腑，从而达到治疗疾病的目的。刺激急性咽炎的治疗点有清热解毒、平肝熄风、凉血止痛、消炎退肿等功能。聚肌胞是近年发现一种人工合成的强有力的干扰素诱导剂，注射后10~20分钟血药浓度达高峰，2~12小时就能使人体血液中诱生大量干扰素，抑制病毒的繁殖，并能促进抗体的形成，刺激巨噬细胞吞噬作用。聚肌胞注射液进行穴位内注射既安全有效，利于局部吸收，又能很好地减轻临床症状，缩短治疗时间，且简便易行、见效迅速，值得推广应用。

[刘汝翠，王珍．耳穴注射治疗急性咽炎39例疗效观察．齐鲁护理杂志，2008，14（15）：16.]

3. 陆亮亮等耳穴贴压治疗慢性咽炎

【取穴】咽喉，肺，胃，肾，胆，小肠，大肠，三焦。

【操作方法】先由耳垂至耳尖按摩2次，以疏通耳部经气。用消毒棉签蘸75%乙醇，消毒耳部皮肤，脱去耳廓油脂，再用消毒干棉签将耳廓擦干。将医用胶布剪成0.5厘米×0.5厘米小方块，将1粒压丸贴附其中央，用镊子将胶布贴于所选耳穴上，并予以按压数秒，嘱患者每日自行按压3~5次，每次3~5分钟。左右耳交替贴压，3天换1次，每周2次。连续治疗2周为1个疗程，共2个疗程。随访1月。

【治疗结果】本组32例患者，治愈5例，占15.63%；显效18

例，占56.25%；有效6例，占18.75%；无效3例，占9.37%；总有效率90.63%。治疗组在总有效率和大部分临床症状改善方面，明显优于对照组；在咽后壁滤泡减轻方面，对照组优于治疗组；在咽痛和咽部充血减轻方面，治疗组与对照组无显著差异。

【按语】总的来说慢性咽炎的发生多与肺、胃、肾脏腑功能失调有关。耳与经络的联系非常密切，十二经脉中六条阳经均与耳相连，耳穴与各脏腑之间也存在着相关性，通过对耳穴的刺激，疏通经络，直达病所，调和阴阳；耳廓有丰富的神经分布，对各种刺激有高度的敏感性，通过神经体液的调节达到治疗的作用。我们主要根据经脉循行关联和脏腑联系取穴，小肠经、胆经经别、胃经经别直接与咽相连，大肠经、三焦经，循咽而过，体现“经脉所过，主治所及”。咽与肺、胃、肾关系密切，“胃之上脘为咽喉，主进水谷”，咽喉是水谷出入的门户，与胃、小肠、大肠等共同构成水谷进出的系统，从整体观、升降出入的规律出发，综合地选取这些穴位加上三焦、肺、肾，通调水液气机，调节其功能，对恢复咽喉的功能是有意义的。由于慢性咽炎的发生和预后与机体的抵抗力有关，因而选取的穴位多为阳经之穴，阳气在一身之阴阳中起主导作用，“阳者，卫外而为固”，阳气盛才能固护肌表，防御外邪，故选阳经穴位以振奋阳气，提高驱邪与防邪能力。久病及肾，选取肾穴意在从扶正角度促进机体整体功能，也有先安未受邪之地之意。再加上对应部位取穴，构成了耳穴处方。耳穴贴压法对症状的改善方面优于对体征的改善，可能因为迷走神经、舌咽神经在咽后壁内形成咽丛，刺激耳穴可能通过神经联系减轻慢性咽炎患者的咽部敏感性，而对已形成的咽部的病理改变不明显。在治疗中我们还发现治疗组32例中有10例声音沙哑得到减轻，5例感冒次数减少，说明从整体观出发进行治疗，全身的机能状态得到了调整，从而获得了较好的疗效。耳穴贴压法基本无痛，可以由患者自行按压刺激耳穴，对耳穴起到持续、反复性的刺激作用，具有便、捷、廉、验的特点，从临床的角度对于预防控制该病有很大的价值。

[陆亮亮，李春华，谢苏娟等. 耳穴贴压治疗慢性咽炎的临床疗

效观察（J）．四川中医，2008，26（2）：118～119.］

4. 苗茂等上下耳背点刺放血治疗慢性咽炎

【取穴】耳背。

【操作方法】选取上下耳背近耳轮处明显的血管各1根，搓揉3分钟使其充血，按常规消毒后，左手将耳背拉平，中指顶于内侧耳甲腔，右手持经消毒后的三棱针，点刺血管使其自然出血，约0.5毫升～1毫升即可。然后用消毒棉签擦去血液，盖以消毒敷料，贴上胶布，数日内勿被水浸，以防感染。隔周选对侧耳背交替放血，3～4周为1疗程。

【治疗结果】接受放血治疗84例患者中，痊愈30例，显效18例，有效30例，无效6例，总有效率92.8%。随访最长3年，最短半年。

【按语】上下耳背点刺放血可疏通三阳经之气血，散瘀、消肿、定痛；对于病程较长，重症患者，可增加其点刺后的出血量有助于加强疗效，缩短病程。早期耳背揉按点刺出血后，可快速消除咽部不适，起到清热解毒，活血化瘀，调气血、利咽喉之作用。

［苗茂，何金柱．上下耳背点刺放血治疗慢性咽炎84例．内蒙古中医药，2004（3）：15～16.］

五、穴位注射疗法

1. 汪平健手三里穴位注射治疗急性咽炎

【取穴】手三里。

【操作方法】取注射器抽取2%普鲁卡因注射液4毫升，维生素B_{12}注射液2毫升（0.1毫克），地塞米松注射液1毫升，混合后备用。皮肤常规消毒后，将注射针头垂直刺入手三里穴，待有针感后回抽无血，成人每穴注射2毫升混合液；小孩用量酌减。注射后休息10分钟方可离去。每日1次，3次为个疗程。如注射治疗2次无效者，即改用其它疗法。

【治疗结果】本组176例，痊愈121例，占68.8%；好转48例，占27.3%；无效7例，占4.0%，总有效率96%。

【按语】本法所选手三里穴，是手阳明大肠经上的穴位，手阳明大肠经循行路线是沿上肢背侧面桡侧前缘上行，经颈项到头面，由于手三里穴是肘关节以下的穴位，具有远治作用，因此对经脉循行经过的咽喉部病变有很好的治疗作用，且本法所选药物地塞米松有抗炎作用，能有效缓解红、肿、热、痛症状，普鲁卡因为炎症局部封闭常用。综合药物和针刺的双重作用，能达到很好的清热解毒和消炎止痛的作用，因此对急性咽炎、急性扁桃体炎疗效好。且本疗法疗程短、方法简单、安全、经济，易于在基层医院推广。

[汪平健．手三里穴位注射治疗急性咽炎、急性扁桃体炎疗效观察．中国中西医结合耳鼻咽喉科杂志，2001，9（2）：92.]

2. 陶铮等穴位注射治疗慢性咽炎

【取穴】人迎，廉泉。

【操作方法】人迎穴因其靠近颈总动脉，在取穴时患者仰卧，肩背垫枕头，充分暴露颈前部，选用3只1毫升空针，各抽取2%盐酸利多卡因与5毫克地塞米松磷酸钠注射液混合液1毫升后取穴。应注意拇指将颈总动脉轻轻向外推，避免刺伤动脉；廉泉穴针刺约0.5～0.8寸，针尖方向朝向舌骨部，捻转行针待出现针感扩散至口咽部时注药。患者处于自然、放松、舒适的体位，按常规方法进针使之得气。每2日1次，5次为1疗程，根据患者病情恢复情况治疗1～2疗程后，统计治疗结果。注意事面：①糖尿病患者禁此法治疗；②取穴要准，进出针要快，推药要慢；③嘱患者忌烟酒等辛辣食物。

【治疗结果】本组46例，治愈38例，占73.1%；好转11例，占21.2%；无效3例（其中失访1例），占5.7%，总有效率94.3%。

【按语】我们在临床观察到慢性咽炎主要的病机特点为热、虚、瘀共见，常常是三者共同作用的结果。热指热邪聚集在咽喉部位，热灼津伤，而见咽喉红肿干燥疼痛，常因外感而导致；虚指的是阴虚，主要是由于肺胃阴虚，不能濡养咽喉，咽喉失于滋养，而见咽喉干燥，声音嘶哑，检查可见黏膜萎缩；瘀指的是咽喉部气滞血瘀，不通则痛，故见咽喉部疼痛，气滞不畅而见到咽喉部位的异物感，检查可见暗红色斑块状、树枝样充血。本病常因感染而诱发，使原有的病情加重。人迎为足阳明胃经穴位，及足阳明、足少阳交会穴。有资料表明通过针刺人迎穴可使患处局部血供充沛，炎性水肿得以尽快吸收，从而达到活血消肿利咽止痛目的。人迎所在部位均属颈2～4脊髓节段分布区，穴位与咽喉部相邻，且在中枢内有间接的纤维联系，具有疏调局部经气、通利咽喉的作用。廉泉为任脉与阴维脉交会穴，位于颈2～4夹脊穴处，有丰富的血管、神经与咽部相联，刺之能生津利咽。"肾在液为唾"，针刺时大量分泌的唾液缓缓咽下，起滋肾之功，肾精充足，则咽痹自消。我们的经验是该穴多用按压方法。取穴精简。效果较好，共奏清热生津利咽、清除咽喉部异物感之效。通过临床观察，我们发现春秋季节气候干燥，慢性咽炎好发，此时应告诉病人治疗同时注意咽喉及口腔卫生，少食辛辣刺激食物，戒烟酒，加强锻炼，效果会更好。

[陶铮，吴佳桐．穴位注射治疗慢性咽炎46例分析．人人健康（医学导刊），2008，（4）：90.]

3. 纪竹穴位注射治疗慢性咽炎

【取穴】慢性单纯性咽炎取穴为天突，大椎，三阴交；慢性肥厚性咽炎取穴为天突，足三里，大椎，阿是穴（位于颈4～5椎体旁开5分处；慢性萎缩性咽炎取穴为天突，廉泉，三阴交，合谷，阿是穴。

【操作方法】选5毫升一次性注射器一具，抽取庆大霉素4万单位、地塞米松5毫克、2%利多卡因2毫升混合在一起。穴位皮肤常规消毒，针头快速进入皮肤，然后对准穴位缓慢进针或上下提插，回抽无血开始注药，注射完毕快速拔针，压迫止血片刻即可。慢性单纯性咽炎每穴位注射药物1毫升，隔日1次，5次为1疗程。慢性肥厚性咽炎每穴注射药0.5～1毫升，隔日1次，7次为1疗程。慢性萎缩性咽炎每穴注药0.5～1毫升，隔日1次，10次为1疗程。治疗2个疗程之后随访1～12月，做好观察记录。

【治疗结果】慢性单纯性咽炎86例，显效36例，占31.86%，有效37例，占43.01%，无效13例，占15.12%，总有效率84.88%；慢性肥厚性咽炎90例，显效35例，占38.89%，有效38

例，占42.22%，无效17例，占18.89%，总有效率81.11%；慢性萎缩性咽炎24例，显效8例，占33.33%，有效9例，占37.50%，无效7例，占29.17%，总有效率70.83%。

【按语】穴位注射疗法是受巴氏“神经反射学”的影响而创立。运用中医学的整体观念进行辨证施治，以发挥经穴的整体调节作用，又与现代医学的局部观相结合，充分发挥药物的治疗作用。庆大霉素属氨基甙类药，广谱抗生素范畴，对咽部的细菌感染有直接作用；地塞米松属糖皮质激素之一，具有抗炎、抗排斥、抗毒素、促进中枢兴奋的作用；利多卡因属局部麻药。三者混合注射到穴位上可起到刺激穴位，延长针刺作用，提高药物的抗炎作用，减少咽部炎症反应，促使咽部症状消失。

大量的临床实践证明，穴位注射疗法适应症广，简便易行，价廉实用，效果确切，不需特殊器械，一般较为安全。但在操作过程中需注意以下几点：①术前做好患者的解释工作，消除恐惧心理达到密切配合；②熟悉经络，了解解剖，找准穴位，避开血管与神经减少损伤；③无菌观念强，消毒严格，杜绝感染；④得气后方可注药；⑤应选用一次性5号牙科针头（细而长）；⑥有药物过敏史者禁用此法。严格操作规程，提高治愈率，减少并发症。

[纪竹．穴位注射治疗慢性咽炎疗效观察．四川中医，2007，25(12)：104～105.]

4. 朱士涛等穴位注射治疗慢性咽炎

【取穴】天突，曲池。

【操作方法】用鱼腥草注射液穴位注射，患者取坐位，背贴椅背，略仰头，暴露颈部，用10毫升注射器配7号针头吸取鱼腥草注射液6毫升，天突穴皮肤常规消毒后，直刺进针，进针后针尖略向下斜刺0.5～0.6寸，待患者平静后令其作吞咽动作，若无梗刺感，将药液缓缓注入2毫升，剩余药液留注曲池穴，左右各2毫升。

【治疗结果】本组58例，痊愈16例，占26.6%；好转40例，占69.0%；无效2例，占3.4%，总有效率96.9%。

【按语】中医认为，本病多因肺胃之火上升，又因风热外乘，风火相搏结于咽发为“嗌燥”。穴选天突，是任脉与阴维脉之会，有清肺化痰、利咽清音的作用，配曲池驱风清热兼以解表。药选鱼腥草清热解毒、生津利咽、止咳。为了观察鱼腥草穴位注射与肌内注射疗效的差异，治疗组与对照组所选的穴位、药物、剂量均相同。临床观察结果表明，治疗组疗效显著优于对照组，是否是因为治疗组除了穴、药的双重作用外，还因为天突、曲池对鱼腥草有辨别性强的反应，尚待进一步研究。

［朱士涛，叶莉，吴杨杨．穴位注射治疗慢性咽炎58例．中国针灸，1999，19（2）：82.］

5. 唐正琪等天突穴药物注射治疗慢性咽炎

【取穴】天突。

【操作方法】患者正坐，头后仰靠在坐椅背上，局部以碘酒、酒精常规消毒，用5号半针头抽取地塞米松1毫升（5毫克）和2%利多卡因1毫升行天突穴注射，先垂直进针刺入皮下后沿胸骨柄后缘缓缓向下深入1.5～2.0厘米，嘱患者作吞咽动作，确认针头未进入气管，回抽无血后注入药液，拔针后按摩2～3分钟，每周注射2次，一般注射3～5次。

【治疗结果】本组60例，痊愈38例，有效15例，无效7例，总有效率88.3%。无不良反应及并发症。

【按语】天突穴位于胸骨切迹上缘正中凹陷中，具有宽胸理气，降气平喘，养阴清热，化痰利咽功效。地塞米松具抗炎、抗过敏等作用，利于咽部炎症恢复。利多卡因具有局部麻醉阻滞作用，能缓解咽部症状。本法集穴位、药物、阻滞三者功能，故能收到较好效果。本穴位皮下有颈静脉弓、甲状腺下动脉分支，深部为气管，再向下有无名静脉及主动脉弓，故注射时应严格掌握角度和深度，防止刺伤气管、肺和有关动、静脉。因12岁以下儿童胸膜顶位置高，易刺伤胸膜，故不宜使用本法。本穴位注射法费用经济，方法简便，且疗效好，值得推广。

［唐正琪，钟渠，姬长友，等．天突穴药物注射治疗慢性咽炎60例．泸州医学院院报，2002，(5)：437.］

6. 陈红穴注天突穴治疗慢性咽炎

【取穴】天突穴。

【操作方法】穴位皮肤常规消毒后，抽取鱼腥草注射液2毫升，换上牙科用5号细长针头，先直刺入0.3寸，然后沿胸骨柄后缘，气管前缘缓慢向下刺入约1~1.2寸，注意不可向左右偏斜，防止刺伤气管及肺尖，抽无回血，缓慢推注，针感向咽喉部放射为佳。隔日1次，14次为一疗程。

【治疗结果】结果46例全部有效。其中显效43例，占93.5%；有效3例，占65%（后3例加药物治疗）。有效率为100%。

【按语】天突穴是任脉、阴维脉的交会穴。任脉从会阴部起始，至咽喉。阴维脉从下肢进入小腹……到达咽喉及舌根。故天突穴对咽炎有效，加上鱼腥草药液可清热解毒、利咽清喉，故疗效满意。

[陈红．穴注天突穴治疗慢性咽炎．中国针灸，2001，21（8）：488~489.]

六、穴位贴敷疗法

1. 罗永莉等中药穴位敷贴天突治疗急性咽炎

【取穴】天突。

【操作方法】外用药物：桔梗，甘草，麦冬，薄荷，黄芩，板蓝根等12味中药按比例配制，碾成粉备用。成人取药粉6克/次，做成直径约为2厘米，高约为1厘米大小的圆柱形药饼1个；儿童酌减至3克/次。用6厘米×6厘米大小的胶布固定。贴24小时后取掉药后清洗皮肤。每日敷贴1次，3次为1疗程。

【治疗结果】本组100例患者，治愈88例，占88%；好转7例，占7%；无效5例，占5%；总有效率95%。

【按语】笔者把多年来应用于临床治疗本病的有效内服经验方，碾成粉剂，作穴位敷贴用。取穴天突系任脉、阴维脉之会穴。其位于颈前下部，当胸骨柄颈静脉切迹与左右胸锁乳突肌之间所形成的凹陷处。分布有丰富的神经及血管，取本穴治疗咽喉肿痛，在此敷贴药物，药物吸收快，且紧靠病所。一般药物在敷贴半小时后，患者即感咽部凉爽，咽部干痛随之缓解。治疗组与对照组疗效比较无明显差异。但敷贴组用药量与内服药量比则约为1∶36，这显然节约用药。两组副作用比较，对照组部分人胃脘不适恶心食欲下降，便溏或腹泻，部分人特别是儿童口服药难以接受，嘱其细饮慢咽则难做到。药物起效时间，敷贴药免去煎煮时间，较之快捷，口服药则较之滞后。对少部分外贴胶布皮肤过敏患者，可采用纱布覆盖，透明纸胶带固定的办法加以解决。

[罗永莉，杨晋红，张敏，等. 中药穴位敷贴天突治疗急性咽炎 中国针灸，2000，20（10）：395.]

2. 尤佳局部药物贴敷治疗急性咽炎

【取穴】喉结旁。

【操作方法】把牛黄解毒片压碎，用75%乙醇调成糊状，用胶布贴在喉结旁，一次敷于喉结一侧，12小时后敷另一侧，尔后用胶布固定。5天1个疗程。

【治疗结果】本组85例中，治疗1个疗程后，治愈42例，有效40例，无效3例。对于有效、无效者继续治疗1个疗程后，治愈36例。总治愈率90.7%。

【按语】急性咽炎主要由于外感风热所致，应疏风解热，消肿解毒。牛黄解毒片中的牛黄、雄黄、大黄有清热解毒、活血祛瘀的功能；黄芩有清热燥湿、泻火解毒的功能；冰片有开窍醒神、清热止痛的功能；甘草有缓和药性，调和百药的功效。用酒精调和，则起行气通络、消肿、止痛的作用，虽然牛黄解毒片的药效缓和但可激其性。在治疗的同时，应嘱病人忌食刺激性食物，劳逸结合，积极锻炼身体，增加机体抵抗力。局部药物贴敷，可通过皮肤组织直接对药物有效成分吸收。经皮肤吸收的药物极少通过肝脏，也不经过消化道，可避免肝脏及各种消化酶、消化液对药物成分的分解破坏，也避免了因药物对胃肠的刺激而产生的不良反应。药物贴敷法，使用范围广泛，安全、副作用小，尤其适合老人、儿童。在用溶剂调敷药物时，应随时调随时敷用，以防挥发。对胶布过敏者，可用绷带固定贴敷药，对刺激性强、毒性大的药物，贴敷时间不宜过长。

[尤佳. 局部药物贴敷治疗急性咽炎85例疗效观察. 医学理论与实践, 2004, 17 (11): 1299.]

3. 王兰玉、彭玉蓉穴位贴敷六神丸治疗慢性咽炎

【取穴】肝俞, 脾俞, 胃俞, 肾俞, 太溪, 大椎, 天突, 肺俞, 列缺。

【操作方法】每次取穴4~5个, 六神丸4粒用水浸湿, 置于创可贴胶布上, 对准所选穴位贴紧即可。隔日更换穴位, 6次为1疗程。

【治疗结果】30例患者痊愈26例, 治愈率为86.67%; 4例好转, 好转率为13.33%。其中女性患者痊愈为100%, 4例好转患者均为男性, 均有长期吸烟、饮酒史。治疗时间最短1疗程, 最长3疗程。痊愈患者随访1年无复发。

【按语】该病其本在脏腑, 其标在咽喉, 故治疗该症重在调整脏腑功能。六神丸主要成分为麝香、蟾酥、冰片、珍珠等药物, 具有很强的穿透功能, 能渗透穴位皮肤而达到刺激穴位、调整该经经气之功, 再通过经脉的交汇、流注, 贯通五脏六腑, 从而达到调整脏腑的目的。方中肝俞、肾俞、太溪意在引水制火, 脾俞、胃俞, 意在培土生金, 大椎、天突、肺俞、列缺, 宣泄肺中郁热, 清利咽喉, 引药直达病所。全方共奏标本兼顾, 内外合治之功。在治疗过程中, 局部皮肤可见潮红、色素沉着等, 停止治疗后自行消失, 不留瘢痕。

[王兰玉, 彭玉蓉. 穴位贴敷六神丸治疗慢性咽炎30例. 四川中医, 2003, 21 (3): 77.]

4. 高洪琦穴位贴磁治疗慢性咽炎

【取穴】天突, 双侧太溪。

【操作方法】选用直径为6毫米、厚2毫米、800GS的磁片, 用标准磁极分出N、S极, 先将备好的15毫米×15毫米的胶布贴于S极面, 再用15毫米×15毫米的单层纱布置于N极面, 使磁片边缘的胶布与纱布粘紧; 将磁片的N极面对准穴位, 再用60毫米×6毫米胶布2条交叉固定磁片, 每天更换一次胶布粘贴皮肤的位置, 以减轻胶布对皮肤的刺激 (磁片不必更换), 连续15天为1疗程。对胶布过敏者改用它法。

【治疗结果】本组 52 例，经 1 疗程治疗，显效 11 例，占 21.2%；有效 34 例，占 65.4%；无效 7 例，占 13.4%；总有效率 86.6%。未发现不良反应。

【按语】肺肾阴虚、虚火上熏咽喉是本病关键的内在因素。选太溪穴可增益肾水，生津润燥；天突穴清咽利喉，磁场持久刺激该穴，可达到疏通经络、调整阴阳，滋阴润燥作用，从而改善肺肾阴虚状态，进而调整机体免疫系统机能，减轻咽部黏膜及黏膜下组织的慢性炎症状态。

［高洪琦．穴位贴磁治疗慢性咽炎．中国针灸，2001，21（8）：489.］

七、穴位埋线疗法

1. 段俊英廉泉穴药线植入治疗慢性咽炎

【取穴】廉泉穴（在舌骨体上缘的中点处）。

【操作方法】患者仰卧位，头略后仰。廉泉穴处皮肤常规消毒后，用一次性穴位埋线专用针及配套 1.5 厘米长滋阴清热中药羊肠线（鲁药管械生产许 20010055 号），右手持针将针芯后退 2 厘米，左手持无菌小弯镊将药线穿入针前端，将针尖指向舌根快速刺入皮下，入皮后向舌根缓慢进针 20～30 毫米（深浅视患者穴处肌肉厚薄而定），轻微提插至“得气”（患者有鱼骨梗喉之感）后，将针芯向前推进，边推针芯边退针管，将药线植入廉泉穴深处。出针后用消毒棉签压迫针孔片刻，络合碘涂擦针孔处即可。2 星期 1 次，2 次为 1 疗程。治疗 2 个疗程并随访 6 个月评定疗效。

【治疗结果】32 例中痊愈 22 例，占 68.7%；好转 8 例，占 25%；无效 2 例，占 6.3%，总有效率 93.7%。

【按语】廉泉穴位于甲状软骨和舌骨之间，深部为会厌，下方为喉门，在此处植入清热滋阴中药羊肠线，可长久刺激穴位及咽喉局部，疏通经络，滋阴清热，通利咽喉，促进病变局部血液循环及炎症的吸收而达治愈的目的。

[段俊英．廉泉穴药线植入治疗慢性咽炎32例．上海针灸杂志，2006，25（8）：2.]

2. 麦凤香穴位埋线治疗慢性咽炎

【取穴】主穴：敏感穴位，颈夹脊3（双）。配穴：肺阴虚加鱼际或肺俞；肾阴虚加照海或肾俞；痰多加丰隆。本病敏感穴位常分布于颈项及上肢诸经脉，如手足阳明经、足少阴经及手足太阴经。有按压舒适、喉痒、压痛及结节等敏感反应。其常见敏感穴位有：手阳明经之三间，合谷，曲池，扶突；足阳明经之陷谷，丰隆，足三里，水突，人迎；手太阴经之太渊，鱼际，尺泽；足太阴经之公孙，三阴交；足少阴经之照海，太溪；足太阳经之肺俞，肾俞，脾俞，天柱；任脉之天突，廉泉；手太阳经之天容；手少阳经之翳风；督脉之哑门，风府，大椎，身柱；奇穴之增音（甲状软骨切迹上凹陷与下颌骨之下颌角联线中点），颈五（第五颈椎旁2.5寸），颈夹脊3～7。内天柱（项部正中线旁5分，后发际下5分处）。

【操作方法】四肢穴多用注线法，选1－0号肠线0.5～1厘米置于9号穿刺针孔内，后退针芯，穴位局部碘伏消毒3遍后，避开神经干和大血管，快速刺入皮下，进针达1.5～2厘米，当患者局部有酸胀感时，边退针头边推针芯，将线植人体内，创可贴封闭针孔；背部穴用穿线法，用皮肤缝合针穿1号肠线2厘米，用持针钳夹住皮肤缝合针，从穴位左侧1厘米处刺入，穿过穴位下方的皮下组织或肌层，从对侧1厘米处穿出，轻揉局部，使肠线完全埋于皮下组织内，外盖纱布1～3天；颈项部穴多用注线法，但不宜过深，以有针感为度，埋入肠线1厘米；人迎，天突，廉泉，增音等穴用穿线法埋入0号肠线1厘米于穴内。一般20天埋线1次，3次后统计疗效。

【治疗结果】本组68例，治愈56例，占82.3%；好转12例，占17.7%；总有效率为100%。

【按语】埋线疗法治疗此病有很好疗效，临床往往以局部邻近取穴为主，再根据病情配伍一定穴位，俾邻近穴清热利咽，远端穴益肺（肾）滋阴，标本皆治，以尽全功。对急性者可在邻近穴埋线时挤血数滴以泄邪热。

［麦凤香．穴位埋线治疗慢性咽炎．山东中医杂志，2007，26（8）：576.］

3. 武应臣穴位埋线治疗慢性咽炎

【取穴】关元，足三里。

【操作方法】患者仰卧位，选准腧穴，局部常规消毒。将剪好的2厘米长1号羊肠线装入12号腰椎穿刺针内，迅速刺入穴位皮下，再将针缓慢刺入适当深度，得气后，边退针边推针芯，将肠线留于穴内即可。出针后用消毒棉球按压针孔片刻。10日1次，3次为1疗程，1疗程无效者改用其它治疗方法。

注意事项：埋线后1周内应保持针孔皮肤周围清洁，忌食鱼、虾、梨等发物。

【治疗结果】本组100例，痊愈75例，显效18例，好转5例，无效2例。有效率98.0%。

【按语】笔者以调和脾胃，培补元气，提高机体抗病能力为原则，从根本上治疗本病。关元为任脉腧穴，又是与足三阴经的交会穴，这四条经脉的循行路线都循至咽喉部，且关元穴又为小肠募穴，小肠经主液所生病；足三里为胃经合穴，为治疗保健要穴，且胃经循行路线循喉咙，因此，关元、足三里二穴合用能降逆调中，理气利咽，养津益液，补脾胃益元气，从而达到根治慢性咽炎之目的。

［武应臣．穴位埋线治疗慢性咽炎100例．中国针灸，2002，22（4）：239.］

八、综合疗法

（一）毫针治疗配合其他疗法

1. 针刺配合中药

（1）郑良玉针刺结合中药治疗慢性咽炎。

【取穴】人迎，天突，上廉泉（正中线上，舌骨体上缘），翳风，太溪，照海，三阴交，列缺。

【操作方法】①人迎穴避开颈总动脉、向喉部斜刺0.8～1寸，平补平泻手法1分钟，使酸胀麻针感在局部弥散；②上廉泉垂直进针后刺手压迫针体控制针尖方向咽部进针 1.5 ~2 寸，施捻转泻法 1 分钟，针感传导至咽部；③翳风穴用 3 寸芒针垂直进针后针尖向下向喉结方向深刺 2.5 寸，施平补平泻捻转手法 1 分钟；④太溪、照海、三阴交直刺 0.5 ~1 寸，施捻转补法 1 分钟，令针感沿其药脉传导；⑤鱼际直刺，提插泻法 1 分钟，共留针 20 分钟；⑥起针后以 3 寸芒针于胸骨上窝天突穴处，避开颈静脉弓直刺 0.3 寸，然后将针尖转向下方，紧靠胸骨后沿，缓慢刺入 2 ~2.5 寸，胸骨后有酸胀体针感弥散，刮柄法行针 1 分钟后压迫针眼出针。每日 1 次，10 次为 1 疗程。

【中药汤剂】自拟利咽汤剂：银花 15 克，桔梗 15 克，玄参 10 克，麦冬 10 克，胖大海 10 克，黄芩 10 克，甘草 10 克，水煎服，每日 1 剂，每次 150 毫升，每日 2 次，以咽部干涩为主者，加花粉、射干；以咽部疼痛为主者，加板蓝根，大力子；以声音嘶哑为主者，加枣皮，百合；病久乏力，语音低怯者，加太子参，黄芪；咽部如有物梗阻，咽之不下，吐之不出者，加法夏、甲珠；咽部灼热者，加生地、赤芍。

【治疗效果】本组 85 例，治疗 1 疗程后，治愈 42 例，好转 40 例，无效 3 例，有效率 96.4%，随访半年，复发 10 例。

[郑良玉．针刺结合中药治疗慢性咽炎．针灸临床杂志，2005，21（3）：28 ~29.]

（2）骆晓敏针刺结合中药治疗慢性咽炎。

【取穴】照海穴（双）。

【操作方法】针尖与皮肤呈 15° ~ 20°，迅速刺进皮下，刺入 0.5 ~1.0 寸，待针刺得气后，捻针，然后留针 10 ~15 分钟，再捻针后起针，隔日针 1 次。

【中药】自拟清咽滋阴汤，方药组成：金银花、麦冬、生地、菊花、胖大海、枸杞子各 15 克。随症加减：滤泡增生重用金银花；咳嗽明显重用胖大海，咽干口燥重用麦冬，咽干腰痛重用生地。用法：浸剂，开水浸泡含服，每日 1 剂，用 2000 毫升开水保温瓶浸泡，随时含服。针刺 15 次为 1 疗程。休息 3 天后再进行第 2 个疗程，2 个疗程后评价疗效。

【治疗结果】本组102例，显效40例，有效34例，无效28例。总有效率为72%。

【按语】中医治疗慢性咽炎以内服和吹药应用较多，但中药内服煎药麻烦，且疗程较长，往往不能为患者所接受。吹药需将药液均匀撒布于患处及其周围，如用力过猛，则会引起病人呛咳与不适；药粉若过于粗糙，则容易刺激咽喉，引起疼痛，影响疗效，故也有不足之处。笔者采用浸剂含服配合针刺治疗，含服时药液较长时间浸润于咽喉患处，起清洁患处，滋润黏膜的作用。内服后起到清热利咽，滋阴降火生津的作用。虚火降则津液生，咽部黏膜得以滋润，阴虚火旺得以消除。针刺足少阴肾经照海穴，亦起到滋阴降火生津等作用。故咽部干燥、感觉减退等症状就可以较快消退、减轻。因此，既方便患者又有较好疗效。

从临床角度看慢性咽炎以阴虚火旺，虚热上扰所致者多，此方药及针法即针对这一病机。方中金银花清热解毒有广谱抗菌作用；菊花散风热，平肝明目，有解热作用；麦冬及照海穴滋阴降火，润燥生津，消肿解毒；生地清热凉血，滋阴补肾；胖大海开肺气，清肺热，利咽解毒；枸杞子滋补肝肾，明目润肺。以上六味药及针刺配合使用有清热利咽，滋阴降火之效。临床观察表明，此方法治疗慢性咽炎，在减轻咽痛、咽干，咽部充血及咽部淋巴滤泡增生等方面确有较好疗效，值得推广应用。

［骆晓敏．针刺结合中药治疗慢性咽炎102例．陕西中医，2005，26（1）：68.］

（3）赵刚明等针药并用治疗慢性咽炎。

【取穴】主穴：内关，照海，三阴交。配穴：咽干，咽痛重，咽部充血明显者加合谷，太溪；伴胃脘胀闷，嗳气者加足三里，中脘；咽部异物感重者加膻中，天突，太冲。

【操作方法】穴位局部常规消毒后，用不锈钢毫针针刺。针刺用平补平泻法，每日1次，10次为1疗程，疗程间休息3～5日。

【中药】方用加味甘桔汤。药用组成：桔梗10克，牛蒡子10克，浙贝12克，制半夏9克，薄荷6克，甘草10克。若咽疼、咽部充血重者加丹皮，金银花，赤芍等；伴腹胀、嗳气加陈皮，焦白术，枳壳等；咽部异物感重者加香附，郁金，厚朴，苏梗等。每日 1 剂，水煎服，疗程同针刺法。

【治疗结果】27 例患者经 3 个疗程以内治疗，痊愈 16 例，好转 11 例，有效率 100%。其中 5 例患者经 2 个疗程以内治疗获愈。

[赵刚明，高效祥．针药并用治疗慢性咽炎 27 例．实用中医内科杂志，2004，18（2）：172～173.]

2. 针刺结合局部刺血

杜伟针刺合局部放血治急喉痹。

【刺血】以三棱针牢固捆在筷子上，在红肿高突处刺入，深度视肿块大小而定，一般刺入分许，刺 1～2 次，排出紫血。

【选穴】少商，商阳，尺泽，合谷，曲池，丰隆（均双），天突。

【操作方法】刺法：常规消毒，少商、商阳 2 穴点刺出血，余穴均用泻法，留针 20 分钟。

【治疗结果】74 例，治愈 47 例，占 63.5%；好转 23 例，占 31.1%；未愈 4 例，总有效率为 94.6%。其中 1 次治愈 36 例，占 4816%；好转 27 例，占 36.5%。

【按语】咽喉是经脉循行交会之处，十二经脉及奇经八脉，大都直接或间接循行于咽喉内外，故针灸治疗本病能取得很好的疗效。少商系手太阴肺经的井穴，点刺出血，可清泄肺热，为治喉症主穴；手阳明经井穴商阳点刺出血，可清泄阳明之郁热；手太阴经穴尺泽，取实则泻其子之意；手阳明经原穴合谷、合穴曲池，有疏风解表、清利咽喉功能；天突系阴维、任脉之交会穴，可清咽利喉；丰隆为足阳明经的络穴，有清热、涤痰利窍之功。局部放血可泄邪外出，既有泻热解毒之功，又有活血消肿、清咽止痛之效。诸穴配合，故取得满意效果。

[杜伟．针刺合局部放血治急喉痹 74 例．江西中医药，1999，30（5）：42.]

3. 针刺配合穴位埋线

周蕾针刺加穴位埋线治疗慢性咽炎。

【针刺】先行针刺，取天突，足三里，列缺，太溪，阳陵泉。得气后，天突，阳陵泉，列缺穴行平补平泻法，足三里，太溪行补法，留针30分钟，每日1次，10次为1疗程。

【埋线】针刺治疗1疗程后让患者仰卧，予天突穴埋线，取9号一次性针头，用持针钳取一段1.5厘米已消毒的羊肠线（2-0号肠线剪成1~1.5厘米长，浸泡于75%乙醇30分钟），放置于针头前端，其后插入无头毫针（由2寸28号剪断尖头制成），将针头快速刺入皮下0.2寸，然后将针尖转向下方，紧靠胸骨后方刺入1~1.5寸。当患者有局部酸胀，咽部有紧塞感后，左手持干棉球固定穴位，右手食指轻推毫针，中指拇指持针头后退，待拓空感后示肠线已植入穴位，退出针头，贴上创可贴，24小时后除去创可贴。穴位埋线每15天1次，2次为1疗程。穴位埋线注意事项：①做好患者知情同意工作，避免精神紧张；②严格消毒，防止感染；③埋线以后，因羊肠线异性蛋白的刺激，一般在1周内局部可能出现肿胀、热痛等无菌性炎症反应，多属正常反应，一般不需处理，少数病人可出现全身反应，即埋线后2~24小时内体温升高，一般约38℃左右，持续2~3天，体温可恢复正常，若15天后肠线吸收不完全，可予TDP灯照射，每次30分钟，每日2次，一般持续3天即可。

【治疗结果】本组32例，治愈22例，显效7例，好转2例，无效1例，总有效率96.9%；复发1例，复发率为3.1%。

［周蕾．针刺加穴位埋线治疗慢性咽炎32例．浙江中医杂志，2007，42（8）：471.］

4. 针刺配合拔罐

程玲等针刺加拔罐治疗慢性单纯性咽炎。

【取穴】主穴取廉泉，副廉泉，列缺，照海。肺阴不足配孔最，足三里；肾虚火旺配太冲，太溪；痰瘀互结配足三里，丰隆，胆囊穴。拔罐治疗取背部督脉，膀胱经背部第一线，第二线。

【操作方法】患者仰卧，取长50毫米毫针，针刺得气后行平补平泻针法，廉泉、副廉泉接G6805治疗仪。每日针刺1次，每次留针30分钟，取针后，留罐10分钟，10次为1疗程。

【治疗结果】本组例，治愈10例，显效11例，好转7例，无效2例，总有效率93%。

[程玲，张春燕，甘志豪．针刺加拔罐治疗慢性单纯性咽炎30例临床观察[J]．上海针灸杂志，2005，24（12）：19.]

5. 针刺配合穴位注射

倪伟针刺加穴位注射治疗慢性咽炎。

【针刺】患者取平卧位，穴位常规消毒，用28号1.5寸或2寸毫针刺双侧合谷、照海穴。进针得气后，嘱患者做吞咽动作直至咽部有津液上承为止，每10分钟行针1次，采用提插捻转，平补平泻法，合谷穴偏泻，照海穴偏补，留针30分钟，每日1次。

【穴位注射】用板蓝根注射液穴位注射双侧孔最穴，每穴注射1毫升，每日1次。

【治疗结果】本组73例，治愈18例，显效28例，有效22例，无效5例，愈显率63.01%，总有效率93.15%。

[倪伟．针刺加穴位注射治疗慢性咽炎的临床观察．河北中医，2004，26（3）：207.]

6. 针刺配合离子导入

杨秀良等针灸配合直流电离子导入法治疗慢性咽炎。

【取穴】人迎，天突，廉泉，合谷，丰隆，照海，太溪。

【操作方法】令患者仰卧，微仰头，常规消毒，用3寸针，中等强度刺激，每日1次，10次为1疗程。

【离子导入】将浸有5%碘化钾的纱布置于咽喉部，为负电极，电极60平方厘米置于颈后，电流强度1~2毫安，治疗时间为15~29分钟，每日1次，10次为1疗程。

【治疗效果】本组100例，痊愈57例（57%），显效20例（20%），有效14例（14%），无效9例（9%）。其中单纯型痊愈52例，有效率100%，肥厚型痊愈4例，萎缩型痊愈1例，总有效率91%。

【按语】用直流电将药物导入体内的办法，是采用电学上的同性相斥、异性相吸的原理，通直流电后药物离子被排斥通过局部皮肤的汗腺及皮脂腺管口进入人体，具有直流电及药物成分的综合治疗作用。此疗法不破坏皮肤的完整性，无痛苦，避免了药物对胃肠的刺激以及胃肠液对某些药物的破坏作用。

针灸及直流电离子导入法配合治疗，既有局部也有整体治疗，标本兼治，中西医结合，达到了良好疗效。其中尤以单纯型疗效最好，说明慢性咽炎在早期及时治疗效果最佳。治疗期间注意少食煎炒及刺激性食物，减少或避免过度发音讲话，减少烟酒及其他粉尘刺激，多服用富有营养及清润作用的食物，如萝卜、马蹄等。

[杨秀良，陆春，曾隽．针灸配合直流电离子导入法治疗慢性咽炎100例疗效观察．西南国防医药，2001，11（4）：293～294.]

7. 针刺配合音频电

于静针刺加音频电治疗慢性咽炎。

【针刺】主穴取天突，天容，列缺，廉泉，照海，太溪，配穴取合谷，鱼际，足三里，太冲，丰隆穴。每次取穴5～6个，均取双侧穴位，交替进行。穴位皮肤常规消毒后，选25～40毫米长毫针。针刺天突穴时，针尖先直刺入0.3寸，然后沿胸骨后缘、气管前缘缓慢向下刺入0.5～1寸深；针刺天容、廉泉时向舌跟部方向直刺1.0～1.2寸深，使局部产生酸胀感后不留针；针列缺时，针尖向肘部方向呈25°角斜刺入0.5寸深；合谷，鱼际，足三里，丰隆，太溪，照海均直刺入0.5～1寸深。均施平补平泻手法，得气后留针30分钟，每10分钟行针1次。

【音频电治疗】采用上海产YL－3型音频电治疗仪，输出频率2000Hz，输出波形为正弦波。治疗时首先打开电源开关，指示灯亮后将输出电流指针调至“0”位，然后将一3厘米×6厘米长方形电极包上1厘米厚的用纱布制成的治疗垫，治疗垫须用生理盐水浸透拧干不滴水为宜，将电极板对置放于颈前咽喉部两侧，紧贴皮肤，用固定带或沙袋给予固定后，开始施治，将输出旋钮缓慢地调至病人能够耐受为限，治疗10分钟。结束后将电流输出调至“0”位，取下电极板方可关机。

以上两种治疗均为每日1次，12次为1个疗程，疗程间休息3天。

【治疗结果】73例经过2个疗程治疗，痊愈31例，占42.4%；显效24例，占32.9%；好转17例，占23.3%；无效1例，占1.4%，总有效率98.6%。

【按语】音频电治疗具有明显的消炎消肿，改善局部血液循环，软化瘢痕的作用，在电流和电磁场的作用下，通过刺激咽喉部神经引起咽部血管扩张，促进血液循环，改善新陈代谢，促进增生的黏膜和肿大淋巴滤泡减轻缩小，促使炎症吸收，恢复咽部正常组织。

［于静．针刺加音频电治疗慢性咽炎73例．四川中医，2006，24(11)：104.］

8. 针刺配合牵引推拿

李义等针刺与颈椎牵引推拿治疗慢性咽炎。

【针刺】取穴：主穴为天突，天容，风池；配穴：列缺，合谷，尺泽，太溪，照海，每次选4～5个穴。患者取仰卧位，穴位常规消毒。选用0.35毫米×40毫米毫针，天突先直刺5毫米，然后将针尖转向下方，紧靠胸骨后方刺入25～40毫米；天容直刺10～20毫米，风池针尖微下，向喉部斜刺20～30毫米，列缺向近心端平刺10～20毫米，行平补平泻；合谷直刺或向指端斜刺20毫米，尺泽直刺20～30毫米，行捻转泻法；太溪、照海均直刺13～25毫米，行捻转补泻；再将天突每日交替与左右风池的针柄接BT701－1B电针治疗仪，选用频率为10～20Hz的连续波，电流强度以患者能够耐受为度。留针30分钟，期间配合行针2～3次。

【牵引】患者取坐位，全身放松，颈前屈15°。将四头牵引带的前带托住下颏，后带兜住枕骨粗隆，以体重的1/10～1/6重量拉紧牵引带，并以患者能耐受为度。持续牵引20分钟。

【推拿】令患者取坐位，术者用双手掌根部，应用舒筋法从头枕部开始，沿斜方肌、背阔肌、竖脊肌的纤维方向，分别向项外侧沟及背部分推，手法由轻到重。然后应用提拿法和揉捏法作用于颈后、颈两侧及肩部的肌肉，再用点穴拨筋法点按天宗、合谷、阳溪、曲池等穴，以有麻窜酸胀感为宜。继之拨斜角肌、胸锁乳突肌、斜方肌，以麻窜至手指端为宜。最后以拍打叩击项背部及肩胛部结束治疗。

以上治疗每日1次，10次为一疗程，疗程间休息1日，治疗2个疗程后统计疗效。

【治疗结果】本组78例，占65.%；显效25例，占32.%；无效2例，占2.6%。有效率97.4%。

【按语】根据颈部相关解剖知识可知，颈交感干颈上神经节的咽支分布到咽部组成咽丛。所以颈椎部位的外伤、退行性改变可以引起颈部交感神经功能障碍。如颈椎横突前移或后移，椎间孔变形、变窄，会直接或间接刺激、压迫交感神经，引起交感神经功能紊乱，影响咽部肌张力和黏膜腺体的分泌，使之功能异常产生症状。所以通过牵引、手法等对颈椎进行整复治疗，解除或减轻神经压迫，再应用针刺治疗调整交感神经功能，从而改善咽部临床症状，对此类慢性咽炎的治疗达到了治病求本的目的。

[李义，马忠志，孔宇．针刺与颈椎牵引推拿治疗慢性咽炎78例．中国针灸，2009，29（2）：161.]

（二）电针加穴注加中药

李中华等电针加穴注加中药治疗慢性咽炎。

【取穴】人迎，孔最，太冲，合谷，丰隆，足三里。

【操作方法】以75%乙醇常规消毒后，选用30号2寸毫针。刺人迎时，医生用拇指将颈总动脉向外轻推后进针1~1.5寸，进针后手法要轻柔，提插捻转宜轻，使之得气，如针感传至咽喉及胸部更佳；其他腧穴按常规方法进针，接12345治疗仪，用连续波通电30分钟，电流强度以患者能忍受为度，在治疗过程中，患者自感到颈部电针振颤深达咽喉部更佳。每日1次，10天为1个疗程，休息1天，再连续治疗10天，结束治疗。

【中药】生地40克，麦冬40克，玄参40克，川贝40克，白芍50克，薄荷25克，金银花40克，桔梗30克，黄芩20克，甘草15克，均为末。上药充分混合后，用纱布袋分装，每袋20克；每日取1袋放入500毫升水杯中，先加入少许温水浸泡30分钟，再冲入沸水，代茶饮。

【穴位注射】病人呈仰靠人坐位，取天突穴，鱼腥草注射液2毫升、核酪注射液2毫升，用5毫升一次性注射器（5号针头）抽取药液，混合摇匀。穴位常规消毒，向前下内刺入腧穴，进针0.5～0.8寸，得气后回抽无血，缓慢注入药液，出针后用干棉球压针孔，以防止出血及渗药。每日1次，10天为1个疗程，共治疗两个疗程。

【治疗结果】本组46例，痊愈25例，显效9例，有效8例，无效4例，总有效率为92.5%。其中单纯性29例中，痊愈20例，显效5例，有效4例，治愈率达100%。肥厚性14例中，痊愈5例，显效3例，有效3例，无效2例。萎缩性3例中，显效1例，有效1例，无效1例。

［李中华，许鸿雁．中药加针灸治疗慢性咽炎46例效果分析．中国热带医学2009，9（11）：2138.］

（三）刺络拔罐配合中药

蒋荣民等大椎刺络拔罐为主治疗慢喉痹。

【刺络拔罐】取大椎，双侧天容。患者作俯卧位，大椎穴常规消毒。押手按压大椎穴两侧，使其皮肤绷紧，刺手拇、食、中三指持三棱针，呈执笔状，露出针尖，用腕力迅速、准确呈梅花状点刺大椎穴，深度约1～2分，随即退出，点刺5～7点，押手迅速放松，立即用闪火法拔罐，观察其出血情况，令其出血约3～5毫升，留罐10分钟。起罐后用酒精棉球擦去局部血迹，再用消毒棉球按压针孔1～2分钟。然后，用75%乙醇对双侧天容穴皮肤消毒，以0.34毫米×40毫米毫针直刺0.5～1寸，得气后留针20～30分钟，出针时，以消毒棉球按压针孔。隔日1次，3次为1个疗程。

【中药】以刘公望教授治疗慢性咽炎经验方喉痹四根汤加减：芦苇根30克，白茅根30克，北山豆根15克，板蓝根30克，玄参15克，麦门冬15克，鹅儿不食草15克，桔梗10克，生甘草10克。咽部鲜红者加金银花、连翘、鱼腥草等；咽部暗红者加地龙、牡丹皮、紫草；咽部胀紧、堵塞感甚，检查见咽增殖体肥大者加浙贝母、瓜蒌仁、薏苡仁；咽痒咳嗽甚者加杏仁、前胡、蝉蜕等。

【治疗结果】经过1～3个疗程治疗，治愈17例，好转3例。

【按语】慢喉痹是一种临床常见的多发性疾病，其病程长，反复发作，易耗伤阴血，且久病入络，必然导致气血瘀滞，脉络痹阻不通。《素问·调经论》："病在脉，调之血；病在血，调之络"，《灵枢·寿夭刚柔》："久痹不去身者，视其血络，尽出其血"。故以刺络拔罐法为主，疏利经脉，调和气血，散结通络，去瘀生新，使人体气血运行通畅，从而达到治疗目的。天容穴可以养阴利咽，疏利局部经气，为治疗喉痹常用穴，《针灸大成》谓其"主喉痹寒热"。在治疗过程中，大椎穴出血要适量，天容穴针刺深浅度应适宜，且不宜大幅度捻转提插。此外，应嘱病人避免情志刺激，远离多尘环境，忌辛辣，戒烟酒，积极防治鼻咽部其他疾病，才能收到满意的疗效并防止其复发。

［蒋荣民，刘公望．大椎刺络拔罐为主治疗慢喉痹20例．上海针灸杂志，2004，23（12）：27.］

（四）梅花针叩刺配合拔罐

张力梅花针加火罐治疗慢性咽炎。

【梅花针叩刺】叩刺部位用酒精消毒后，持梅花针沿下颌骨下缘弧行叩刺2～3，颈前部肌腹纵行叩刺2～3行，胸锁乳突肌纵行叩刺2～3行，然后沿华佗夹脊穴和膀胱经由上至下叩刺2～3行。叩刺以局部皮肤潮红为宜。

【拔罐】在颈前两侧分别拔2只小号火罐，再在华佗夹脊穴由上至下拔5～6只大号火罐，均用闪火法。以罐内皮肤出现紫红色为佳。如在脊柱两侧扪及条索状物或结节状物，要重点刺激及拔罐；如有便秘者，应及时通便治疗。

每日1次，5次为1个疗程。2个疗程后统计疗效。

【治疗结果】67例患者中，经2个疗程治愈48例，占71.6%；好转16例，占23.9%；无效3例，占4.5%，总有效率95.5%。

【按语】中医认为，风毒客于喉内，气结蕴积而生热，致喉肿塞而痹痛。梅花针加火罐能疏导气血，清热解毒，利咽散滞。叩刺华佗夹脊穴可以疏通脏腑之气，调动自身潜在的抗病能力，协同达到恢复生理平衡，抵御疾病的目的。

[张力．梅花针加火罐治疗慢性咽炎 67 例．上海针灸杂志，2000，19（5）：46.]

（五）天灸配合耳穴贴压

段丽娟天灸配合耳穴贴压治疗慢性咽炎。

【取穴】双侧内关；耳穴取口，咽，肺，肾上腺等。

【操作方法】天灸：内关穴常规消毒后，把捣碎的蒜泥敷贴于内关穴，24 小时后取下蒜泥，可见一水泡，外涂凡士林。耳穴贴压：耳穴常规消毒，用磁珠贴压以上穴位。每日按压 3 次，每次 5 分钟。7 日 1 次，3 次为 1 疗程。

【治疗结果】1 次治愈 4 例，2 次治愈 8 例，3 次治愈 4 例，显效 2 例，无效 2 例，有效率为 90%。

[段丽娟．天灸配合耳穴贴压治疗慢性咽炎 20 例．上海针灸杂志，2006，25（6）：26.]

（六）推拿配合耳针

何青推拿配合耳针治疗急性单纯性咽炎。

【推拿】①咽部推拿法：患者取仰卧位，医者坐在患者头侧，先沿着患者胃经与任脉在咽喉部的循行部位做一指禅推法和拇食指捏拿法，各往返 12 次，然后再揉 6～8 遍，接着用轻快柔和的刮法刮患者人迎、水突及咽喉部敏感压痛点处，反复 3～5 次。②头面、四肢推拿：患者取坐位，医者按揉其风池、风府，捏拿肩井、曲池、合谷等穴 1～2 分钟，以出现酸沉感为宜，重掐少商、关冲、尺泽、鱼际、内庭等穴。以上手法治疗每日 2 次，6 天为 1 个疗程。

【耳针治疗】选穴：咽喉，轮 1～4，扁桃体，肾上腺，肺，肝，肾。操作方法：选用压丸法。每日自行重按压 3～5 次，每次每穴按压 30～60 秒，并嘱患者做吞咽运动。双耳交替黏敷，一侧耳穴贴 3 日可换另一侧，6 天为 1 个疗程。

【治疗结果】32 例患者 1 个疗程临床治愈 10 例，占 31.25%；显效 13 例，占 40.62%；有效 7 例，占 21.88%；无效 2 例，占 6.25%，总有效率 93.75%。

［何青．推拿配合耳针治疗急性单纯性咽炎32例．北京中医药大学学报（中医临床版），2009，16（4）：38.］

（七）耳穴疗法配合中药

1. 范月友等耳穴贴压为主治疗慢性咽炎

【取穴】咽喉，肺，肾，神门，三焦。

【操作方法】用耳穴探测仪或火柴棒找准双侧穴位，用2%碘酒消毒，然后用75%的乙醇脱碘，用小方胶布将王不留籽固定在穴位上，嘱患者用手指按压，每日3~5次，每次5分钟左右，按压穴位要求酸、麻、胀等感觉。3天贴压1次，休息2天再行贴压。治疗6次观察疗效。

自拟愈咽汤组方：银花、连翘、生地、麦冬、天冬、黄芩、黄柏、枇杷叶、桔梗、白术、桃仁、红花、菖蒲、柴胡、香附、川芎、生甘草各6克，肉桂、升麻各1.5克，有滤泡者加鳖甲、贝母、水蛭各3克。每日1剂，水煎，晚饭后1次服下，服药5~30剂观察疗效。

【治疗结果】85例中，治愈69例，占81.2%；好转12例，占14.1%；无效4例，占4.7%，有效率为95.3%。

［范月友，赵云，李延荣．耳穴贴压为主治疗慢性咽炎85例．中国针灸，2000，20（11）：674.］

2. 刘庆军耳针中药并用治疗慢性咽炎

【取穴】咽喉，扁桃体，肺，肾，肝，神门。

【操作方法】选取穴位常规消毒，用血管钳或镊子夹住皮内针针柄，轻快刺入耳穴皮内，再以胶布固定。每日自行按压3次~5次，留针3~5天。

中药治疗：生地15克，麦冬15克，玄参15克，青果10克，木蝴蝶10克，桔梗10克，诃子15克，当归15克，柴胡6克，川贝6克，山豆根9克，金银花12克，陈皮12克，胖大海10克，甘草6克。每日1剂，水煎当茶饮，每日1剂。7天为1个疗程，疗程间休息2天。治疗2个疗程后统计疗效。

【治疗结果】本组治疗60例，痊愈33例，占55%；显效17例，占28.3%；有效8例，占13.3%；无效2例，占3.3%，总有效率96.7%。

[刘庆军．耳针中药并用治疗慢性咽炎60例．山西中医学院学报，2005，6（3）：55.]

（八）耳穴皮内针配合超短波

王雪峰耳穴皮内针配合超短波治疗慢性咽炎。

【取穴】取咽喉，皮质下，肾上腺，肺。

【操作方法】令患者取坐位，取圆钉型皮内针，常规消毒，以2%的碘酒及75%的乙醇棉签消毒耳穴局部皮肤，用医用小镊子夹住针柄，将针尖对准选定的穴位，轻轻刺入，然后用适宜的医用胶布粘贴固定。两耳交替使用，留针3天更换1次，7次为1疗程。

超短波物理因子治疗，用上海产WC－1型五官超短波电疗机，波长6米，最大输出功率40W，圆形电极直径5厘米，空气间隙1厘米，微热量，用对置法将电极置于咽部两侧。每日1次，每次20分钟，7次为1个疗程。

【治疗结果】治疗45例，痊愈20例，占44.4%；有效23例，占51.1%；无效2例，占4.5%，总有效率95.5%。

[王雪峰．耳穴皮内针配合超短波治疗慢性咽炎45例．中国针灸，2003，23（12）：728.]

（九）其他针灸疗法

1. 浮针

于波浮针治疗慢性咽炎。

【操作方法】选用百会牌一次性浮针，沿胸骨切迹上缘，针尖刺向喉结方向。治疗前先用75%的乙醇棉签消毒胸骨切迹上缘，待皮肤干燥后，右手拇指、食指、中指三指挟持针柄，状如挟持毛笔，快速刺入进针，发力时针尖搁置于皮肤上，不要离开皮肤，进针时针体与皮肤呈15°～25°角刺入，用力要适中，透皮速度要快，不要刺入太深，略达肌层即可，然后右手轻轻提拉，使针身离开肌层，退于皮下，再放倒针身，做好运针准备。运针时，单用右手，沿皮下向前推进。推进时稍稍提起，使针尖勿深入。运针时可见皮肤呈线状隆起。在整个运针过程中，右手感觉松软易进，患者没有酸、胀、麻感觉。以进针点为支点，手握针座，使针尖做扇形扫散动作，操作时右手中指抵住患者皮肤，使针座微微脱离皮肤，医者平抬浮针，使埋藏于皮肤的针体微微隆起皮肤。待疼痛消失或减轻，可停止扫散动作，扫散时间一般为2分钟，每次为200次左右，3次为1疗程，1个疗程后统计疗效。

【治疗结果】45例中，痊愈30例，占66.67%；显效11例，占24.44%；好转3例，占6.67%；无效1例，占2.22%。总有效率97.78%。

【按语】浮针疗法是在对古代文献的挖掘中获取营养成长起来的，是对传统针灸理论的继承、发展和创新。主要用于治疗各种疾病引起的痛症，能够解除痉挛，提高自身的免疫机能，而达到治愈慢性咽炎的目的，故能取得满意疗效。

[于波．浮针治疗慢性咽炎45例．中医外治杂志，2007，16(5)：53.]

2. 平衡针

邓屹琪等平衡针治疗急性咽炎。

【取穴】咽痛穴（合谷处，第2掌骨桡侧中点，竖掌取穴），感冒穴（半握拳时，第3、4掌指间关节凹陷处）。

【操作方法】采用长40毫米一次性无菌毫针，平衡穴位局部常规消毒，快速针刺，不过于强调针刺手法，也不强调补泻，只要求通过提插或滞针手法获得针感即可。进针约20～35毫米，针感以局部酸、麻、胀为主。获得针感后立即出针，针刺时间在3秒以内，疗程为1次。

【治疗结果】疗效观察时段分为针刺后1～3分钟、3～5分钟、5～10分钟。临床疗效观察分为3个时段，但后2个时段内患者症状与1～3分钟比较无改善。在69例患者中，咽痛症状缓解的总有效率达88.4%，声嘶症状缓解总有效率达63.6%。

【按语】平衡针疗法是通过针灸作用于穴位的良性刺激，亦即通过神经经络系统的信息反馈效应，激发患者机体内在抗病潜力，调节脏腑及营卫气血，促进机体功能恢复或保持自身动态平衡。平衡针刺疗法具有疏通经络、调和气血、行气止痛的作用。除此以外，平衡针疗法快速起效的特点在临床使用中尤为突出，在1~3分钟观察时段内症状改善的有效率较高，而3分钟以后的2个观察时段症状均无明显改善。

［邓屹琪，蔡书宾，张瑜．平衡针治疗急性咽炎69例．中国针灸，2009，29（3）：230.］

3. 手针

杨威等手针咽喉点治疗急性咽痛即时止痛。

【取穴】手穴的咽喉点。此穴位于手背第三、四掌指关节之间，靠近第三掌指关节处。

【操作方法】治疗时取疼痛部位的对侧咽喉点，即左侧咽痛时取右手的穴位；右侧咽痛时取左手的穴位。如果双侧咽部疼痛，则取双手的咽喉点治疗。针刺时，手自然弯曲，呈半握拳状。穴位常规消毒后，取直径0.30毫米长40毫米毫针，紧靠骨膜外面垂直于掌面刺入穴位，深度5~8分，得气后，施以较大幅度捻转的强刺激手法，使患者手掌有较强的酸胀感，针感如能向腕关节方向传导则更好。留针30分钟，其间，每隔10分钟捻针1次。每次捻针过程中，嘱患者做吞咽动作。每日1次，共治疗2次。

【治疗结果】显效96例；有效24例。本组病例全部有效。

【按语】《灵枢·动输》篇曰："夫四末阴阳之会者，此气之大络也。"手为上肢之末端，为手三阴、三阳经络气血交会联系之处，对经气的接通具有重要作用。手乃经脉之气生发、布散之处。运用手针疗法，针刺手部特定穴位，易于激发经气，调节脏腑经络功能，因此对部分急性病症的疗效较好。手针咽喉点，以治疗急症之咽喉肿痛为主，有立竿见影之速效，而在施术中嘱患者作吞咽动作为引经气至疼痛之所，能迅速起到疏通经络气血、缓解疼痛的作用。由于经络有左右交叉的传注关系，所以要选取与疼痛部位相对侧的腧穴。针刺咽喉点，取穴方便，针感好，疗效佳，其咽喉肿痛越早治疗，效果越好。

[杨威，孙红．手针咽喉点治疗急性咽痛即时止痛120例．中国针灸，2001，21（5）：300.]

第四节 医案辑录

一、针灸名家医案

（一）贺普仁治疗慢性咽炎

1. 黄某，男，56岁。

【主诉与病史】因咽喉干痛7年就诊。7年前因用嗓过度，出现咽部疼痛，发痒，干燥，频频干咳，伴声音嘶哑，语音低微，进食辛辣之品症状便加重，经多方中西医治疗效果不显。舌质暗，边有齿印，苔薄白，脉沉细。

【辨证】肺肾阴亏，虚火上炎。

【治则】治以滋补肺肾，清火利咽。

【治疗经过与结果】先用火针点刺水突，天突，人迎等穴，再用毫针刺水突，天突，人迎，承浆，液门，照海等穴。第1次针后便觉咽部疼痛减轻，声音较前变大且较清楚，继前治疗2次后，症状基本消失。

2. 耿某，女，30岁。

【主诉与病史】因咽部如物梗阻10余年就诊。患者自觉咽部有物梗阻，吐之不出，咽之不下，伴频频干咳，多方治疗而无效。

【治疗经过及结果】贺老用火针及毫针局部取水突，天突，人迎等穴，用毫针刺液门，承浆，照海等穴，共针4次临床症状全部消失。

[王桂玲，贺普仁．贺普仁教授临床经验选．中国针灸，2003，23（9）：545～547.]

（二）石学敏治疗慢性咽炎急性发作

马某，女，29岁，歌唱演员。

【主诉与病史】咽干而痛、吞咽痛半月。患者经常反复发作，咽干而痛，虽经中西药物治疗，不能痊愈，时轻时重，过累或感寒则加剧，本次发病半月，经治不愈，而来就诊。

【查体】咽红，咽后壁有点状小充血点，无化脓，扁桃体略大，舌红少苔不润，脉细数。

【辨证】患者经常演出，耗伤气阴，津液亏竭，不得滋润咽喉，阴虚津枯而生火，虚火上炎而发喉痹。

【治则】滋阴降火，生津润燥。

【选穴】列缺，照海，曲池。

【操作】列缺曲腕，斜刺0.5~0.8寸，施捻泻法1分钟；照海直刺0.5寸，施捻转补法1分钟。曲池直刺1寸，施呼吸之泻法1分钟。每日1次，每次留针15分钟。

【治疗经过及结果】经上法治疗1次后咽痛减，3次后咽干而痛缓解，7次后症状消失，查咽部不红，咽后壁充血点消失，继续治疗5次后痊愈，经追访未复发作。

［天津中医学院第一附属医院针灸科．石学敏针灸临证集验（M）．天津：天津科学技术出版社，1996.11：442.］

（三）陆瘦燕治疗急性咽炎

姜某，女，20岁。

【主诉与病史】陡病咽喉肿胀作疼，吞咽不利，咳呛不畅，舌红少苔，脉弦紧，风热肺闭之症，治以清热宣肺。

【处方】少商$_{刺}$，尺泽，侠白，天府，合谷，丰隆，均双。

【手法】少商（点刺出血），尺泽（赤凤迎源法），合谷、丰隆（提插、不留针）。

【二诊】初诊针后约半小时，咽喉肿胀疼痛均已消失，吞咽无阻，咳呛大减，舌淡红苔少白滑，脉浮，再以宣肺化痰为治。

【处方】少商$_{双,刺}$，列缺，合谷，丰隆，均双。

【手法】少商$_{双}$（点刺出血）。列缺，合谷，丰隆（提插、不留针）。

【按语】咽喉肿胀作疼，中医概称为喉痹，意指咽喉闭塞不通。临床所见多为外感风寒，热积肺胃，上蒸咽喉而致。也有真阴不足，相火上攻，或肾阳不足，无根之火上浮咽喉而成，但发病不如前者为急。治疗重在分辨病因，热者清之，虚者补之，虚阳上浮者，引而归之。此为陆老师常用治喉痹之大法。本例患者为风热壅闭肺胃，故取少商出血，以泄风热之邪，泻尺泽、侠白、天府，以清肺经风热，泻合谷、泻丰隆，泻阳明之热，赤风迎源，为泻血行血之法，故陆老师重点用在尺泽穴，以伸“实泻其子”之意。故二诊而病愈。如为阴虚火旺，则须兼取足少阴穴滋阴以降火，如复溜、大钟、照海之类。虚阳上浮者，可灸关元、气海，以引火归原。

［王佐良，徐玉声，陆焱垚．陆瘦燕针灸医案医话（M）．上海：上海科学技术出版社，2002. 8：35 ~ 36. ］

（四）杨永璇治疗急性咽炎

谌某，女，21 岁。

【初诊】急性咽喉炎 3 天，经西药治疗，稍见好转。昨起突然发音嘶哑，咽痛转甚，痰色黄而稠，气窒不畅。脉细数，舌苔薄燥。此为外邪所感，气火上腾，肺津为痰热所耗壮年不为大害。先用清热豁痰，宣肺解郁。

【针灸方法】取天突，内关，合谷（均泻法），太溪（补法）。用捻旋补泻法，天突不留针，其余留针 10 分钟。

【2 诊】次日咽痛已减。针灸方法同上。

【3 ~ 4 诊】连续 2 次，上方每天针治 1 次。

【5 诊】病情已缓，音清痛消，略有喉痒，余痰留着未清，肺络未和，原方加廉泉（泻法，不留针）以顺气通窍。

【针灸方法】同上方加廉泉（泻法）不留针。余依上方。

针治后，诸恙悉平，饮食如常，症已痊愈，即停针。

【按语】急性咽喉炎，俗称喉咙痛。大都由于风热外感，灼伤咽门，或由疲劳过度，虚火上炎所致。轻者咽部干痛，重者吞咽困难，甚则恶寒发热交作。此例系轻症，取天突以宣肺豁痰，内关以宽胸理气，合谷以解表泄热，太溪用补法，有清音利咽作用，经治获愈。另有经验效穴“利咽”，用平补平泻法，专治喉咙痛，多数患者，于针治后 1 小时时左右，疼痛明显减轻，5 ~ 6 小时即愈。此穴有通利咽喉的功效，故名“利咽”。（利咽穴，为杨永璇经验效穴，在手阳明大肠经的天鼎穴外旁8分处，进针5分~1寸。主治急性咽喉炎、急性扁桃体炎、喉咙痛、发音嘶哑等症）

[杨依方，徐明光，葛林宅．杨永璇针灸医案医话（M）．上海：上海科学技术出版社，2002.4：61~62.]

二、现代针灸医家医案

（一）毫针疗法

1. 孙某，男，35岁，某公司职工。

【主诉】咽喉疼痛1天。

【病史】患者因熬夜后出现咽喉疼痛1天就诊，并有咽干灼热不适，咳嗽痰黄，舌质红，苔薄黄，脉浮数。

【检查】局部检查见咽峡黏膜呈急性充血，后壁淋巴滤泡红肿。

【诊断】急性咽炎。

【辨证】风热犯肺。

【治则】疏风清热，利咽止痛。

【选穴】双侧咽阿是（下颌角下0.5寸，谢强经验穴－编者）、廉泉、合谷穴。

【操作】采用针刺运动法。采用强刺激，泻法、留针30分钟。针合谷时针尖朝上，使针感反应向上，留针过程中嘱患者作缓慢的吞咽运动。

【治疗结果】经针2次痊愈。

[杨淑荣．谢强“针刺运动针法”经验在耳鼻喉科的临床应用．中医耳鼻喉科学研究——世界中医药学会联合会耳鼻喉口腔科专业委员会成立大会暨第一届学术研讨会论文汇编，2006年．]

2. 王某，男，55岁，教师，1983年11月5日初诊。

【主诉】咽喉隐痛5天。

【病史】疼痛以夜间为甚，伴手足心热，大便干结，小便黄少，舌红少苔，脉细数。

【辨证】阴虚火旺。

【治则】滋阴降火，清利咽喉。

【选穴与操作】针取双侧照海穴，佐以双侧鱼际穴，平补平泻法，每日1次。

【治疗结果】针3次后疼痛大减，继针3次而告愈。

[张登部，侯凤琴，杜广中．照海穴的临床应用．中国针灸，1998，(5)：287～288.]

3. 刘某，男36岁。于2000年3月12日初诊。

【病史】自述1年前，咽部疼痛，声音嘶哑，自觉有物堵塞咽中，曾到某医院口腔科诊断为慢性咽炎，并经几家医院长期使用抗生素，结合服用养阴清肺丸、六神丸、清音丸等中成药，及金银花、牛蒡子、胖大海、木蝴蝶等治疗，效果不明显，且症状时轻时重，影响工作、学习、食欲及睡眠。查：咽黏膜充血肥厚，咽后壁血管扩张，并见咽喉壁淋巴滤泡增生满布，查舌淡、苔红、脉细数，辨证属阴虚热瘀之侯。

【取穴】主穴：天突穴。配穴：列缺配照海，三阴交配太冲。

【操作】患者平卧位，常规消毒后，于颈部呈10°角进针，靠胸骨后方刺入1～1.5寸，轻度捻转。配穴均采用平补平泻法，得之后各穴皆留针半小时，中间行针1次，每日1次，15次为1疗程。

【治疗结果】治疗2疗程即告痊愈。

[温秉强，许继叶．针刺天突穴治疗慢性咽炎41例．实用中医内科杂志，2003，17卷第（1）：61.]

4. 王某，女，46岁，于2003年6月15日就诊。

【主诉】慢性咽炎2年余。

【病史】咽部时常干涩疼痛，有异物感，声音嘶哑，经几家医院长期使用抗生素，结合服用金银花、牛蒡子、胖大海、木蝴蝶等中药治疗，效果不明显，且症状逐渐加重，影响工作、饮食及睡眠。自述咽部干涩灼痛有异物感，吞之不下、吐之不出，声音嘶哑，微咳，痰少不易咯出，体倦，口渴欲饮，舌红少苔，脉细数。

【检查】咽黏膜充血肥厚，咽后壁大量淋巴滤泡增生。

【诊断】慢喉痹（肺肾阴虚型）。

【治则】滋阴降火，润燥利咽。

【选穴与操作】以人迎、廉泉、天突为主穴，配太渊、太溪，采用平补平泻法，得气后各穴皆留针半小时，中间行针1～2次，每日1次。

【治疗经过与结果】治疗1疗程自觉症状完全消失，查咽部无充血肥厚，咽后壁淋巴滤泡消失。随访半年未复发。

[徐静．慢性咽炎的针刺治疗．四川中医，2006，24（1）：105～106.]

5. 肖某，女，21岁。2000年4月10日就诊。

【病史】咽部不适，声音嘶哑，有粘稠分泌物半年余，曾自服多种抗菌素，无明显疗效，而来我科就诊。

【检查】咽部两侧黏膜充血、略肿。

【诊断】慢性咽炎。

【选穴与操作】局部取天突、扶突、廉泉，远端取阴郄。阴虚加照海，实热加合谷，采用平补平泻手法，留针30分钟，每天治疗1次，10次为1个疗程。

【治疗经过与结果】经针灸治疗3天后，咽部不适感消失，黏稠分泌物明显减少。查：咽部充血明显好转，继续治疗4天，疗程结束后症状、体征完全消失，随访1年未复发。

[董喜艳，杨文武，华晓威．纪青山教授针刺治疗慢性咽炎56例．吉林中医药，2001，（4）：47.]

6. 李某，56岁，2007年12月16日初诊。

【主诉】咽喉部疼痛3年，加重半年余。

【病史】3年来咽部有痛感，症状时轻时重，半年前咽痛加重，稍有烧灼感，频频急性发作。在发病过程从未间断服消炎药及中成药。就诊时发病半年余，咽喉部不适，有时喉痛作梗，声音嘶哑，受凉后症状加重。

【检查】咽喉部充血，咽喉部淋巴滤泡增生，舌质红、苔薄白，脉细滑。

【诊断】慢性咽炎急性发作。

【治则】清热利咽，滋阴降火。

【取穴】列缺、照海、人迎穴。

【操作】毫针针刺法，每日1次，予平补平泻手法，留针30分钟，针刺10日为1疗程。

【治疗结果】2个疗程后，恢复正常。

［郭芳．人迎穴临床应用举隅．山西中医，2009，25（5）：45～46.］

7. 林某，女，56岁，1999年8月25日初诊。

【主诉】咽痛数月，喉中梗塞不利。

【病史】常觉口苦咽干，胸闷胁胀，伴有眩晕耳鸣，腰酸膝软，每遇情绪不佳而加重，苔薄略黄，脉弦数。

【辨证】此乃肝阳上亢之证，然查本则为肾阴不足，水不涵木而致肝阳之气亢逆。

【治则】补肾阴、降肝火。

【取穴与操作】太溪（补法），太冲（泻法），鱼际（放血），天突、廉泉（均为泻法）。每日1次。

【治疗结果】以上诸穴针3次后患者自觉咽部梗塞消失，症状大减，针9次而痊愈。

［杜雅俊，张玉华．虚火喉痹从肾论治浅析．山西中医，2001，17（1）：29.］

8. 李某，男，45岁，1999年10月5日初诊。

【病史】患慢性咽炎数年。咽中梗塞不适，疼痛不干，声音嘶哑，每于深夜饮水润喉，近日来，病情加重，稍劳累则喉部灼热，干痒难忍，频频润嗓可稍减，伴有消瘦、倦怠、食欲减退，不寐，舌质淡红、苔少而白，脉细弱。

【诊断】喉痹。

【辨证】盖属肾阴亏虚导致肾阳失制，相火亢盛以至阴虚火旺上袭咽喉，遂成喉痹。

【取穴与操作】肾俞（泻补），太溪（补法），鱼际（放血），尺泽（泻法），内关（平补平泻）。

【治疗经过与结果】每日1次，5次为1疗程，间隔2日行第2疗程。共3个疗程治愈。

［杜雅俊，张玉华．虚火喉痹从肾论治浅析．山西中医，2001，17（1）：29.］

9. 某女，35岁，教师，2002年7月13日初诊。

【主诉】咽部异物梗阻感1年，加重1月。

【病史】1年前于感冒愈后出现咽中不适，如有异物梗阻，吞吐不利，未加以治疗。以后反复发作，于1月前异物梗阻感明显，吞之不下，吐之不出，咽部灼热感，口干咽燥，情绪不稳时诸症加重，服中西药无效。经人介绍前来我处诊治。

【检查】咽部黏膜稍肿胀，可见树枝状充血。舌尖微红，苔薄黄，脉弦细数。

【诊断】

西医：慢性单纯性咽炎。

中医：梅核气。

【治则】清热养阴，化痰散结，理气疏肝。

【选穴与操作】查来诊当日壬午日，上午9点为本地辰时（成都本地时间推算时比北京时间延后约1小时）查表得知此时开侠溪穴，先刺之，次按课题标准取穴，行体针疗法。每日按患者来时开穴先取之，体针治疗不变。每日1次，每星期6次。

【治疗经过与结果】经治1次，即感症减，1星期后症状及体征明显减轻。继治1星期而愈，追访1年未见复发。

［缪奇祥．子午流注纳甲法治疗慢性咽炎38例临床研究．上海针灸杂志，2006，25（3）：17.］

（二）放血疗法

1. 李某，女，30岁。

【主诉与病史】咽痛伴吞咽痛5天，恶寒发热，口渴欲饮，咳嗽。

【检查】咽部黏膜充血，咽后壁淋巴滤泡红肿，咽侧索、悬雍垂红肿，舌边尖红，舌苔薄黄，脉弦数。实验室检查：白细胞$11\times10^9/L$。

【诊断】

中医：风热喉痹。

西医：急性咽炎。

【治疗经过与结果】就诊第1天，老师嘱患者张口，用压舌板压定舌头，暴露口咽腔，然后持5寸长毫针对准咽腔咽峡、侧束处用丛刺法轻浅地刺8下，直刺0.1厘米，微出血，患者当即感觉咽痛明显减轻。第2天复诊，患者咽痛及吞咽痛明显减轻，次症基本消失，依上法，继续刺营治疗。第5天，患者主症、次症、体征消失。复查血常规，白细胞7×10^9/L，舌质淡红，苔薄白，脉弦，痊愈。

[胡金秀，陶波，谢强．针刀刺营微创疗法治疗急性咽炎42例．针灸临床杂志，2008，24（11）：18.]

2. 张某，男，18岁。

【主诉与病史】3天前发热，声音嘶哑，吞咽时咽部疼痛，检查时发现咽部充血，咽部黏膜鲜红肿胀，悬壅垂轻度水肿，下颌角淋巴肿大，全身一般状态欠佳，体温达38.9℃，舌质红，苔薄黄，脉浮数。

【诊断】急性咽炎。

【治疗经过与结果】治以疏风清热。选用三棱针常规消毒后，点刺大椎、少商、商阳，每穴挤血数滴，其中大椎穴点刺后加拔火罐，每次15分钟，仅1次症状明显好转，次日体温恢复正常，咽部热痛感减轻，又经3次治疗，患者痊愈而归。

[杨珺，周冬梅．穴位点刺放血治疗急性咽炎35例疗效观察及护理．针灸临床杂志，1999，15（12）：11～12.]

3. 王某，男，30岁。

【主诉与病史】咽痛3日，吞咽时疼痛显著，伴发热微恶风，舌边红，苔薄黄，脉浮数。有慢性咽炎史。

【检查】咽黏膜急性充血，腭弓及悬雍垂充血水肿，咽后壁多个淋巴滤泡，咽侧索红肿且上有黄白色脓点，可触及颌下肿大淋巴结，伴压痛，体温38.4℃。

【诊断】

中医：风热喉痹

西医：急性咽炎。

【辨证】证属风热上犯，咽窍不利。

【取穴】患部耳尖。

【治疗经过与结果】采取刺络治疗，日1次。以毫针丛刺咽窍患处5下，微出恶血；以三棱针点刺耳尖部，出血约1.5毫升。针毕即觉缓解。二诊：热退，咽痛大减。检查见咽黏膜和淋巴滤泡及咽侧索充血肿胀减轻，舌苔薄黄，脉略浮数，继按前法刺络放血。三诊：诸症悉除，仅夜寐略差，咽干不适，检查见咽部炎症已消退，嘱患者用肉桂末醋调敷涌泉穴，每晚1次，连敷3日，疾病痊愈。

[单宝枝．刺络放血法治疗咽喉急症．上海中医药杂志，1999，(9)：40～41.]

4. 刘某，女，20岁，1999年4月初诊。

【主诉】咽部疼痛，吞咽有异物感，无流涕、打喷嚏、咳嗽等症。

【检查】T37.5℃，咽部充血，扁桃体无肿大，心肺（－）。

【诊断】急性咽炎，

【选穴、操作与治疗结果】予以少商穴点刺放血治疗2次而愈。

[张军，章曦．少商穴点刺放血治疗急性咽炎30例报道．针灸临床杂志，2000，16（12)：29.]

5. 患者，女，48岁，教师。

【主诉与病史】三月前患上呼吸道感染，发烧咽痛，自服感康、阿莫西林三日后烧退咽痛减轻，此后觉咽部不适，干痒有异物。经某医院诊为急性咽炎。口服利咽解毒冲剂、金嗓子喉宝三月疗效不著，遂来诊。

【检查】咽部黏膜增厚，色暗红。腭弓和软腭边缘肥厚，咽部淋巴滤泡增生，充血肿胀。

【诊断】慢性肥厚性咽炎。

【选穴、操作与治疗结果】天突穴常规消毒，三棱针点刺，再用火罐拔出1～3毫升血液，用干棉球擦掉血迹。然后针刺太溪穴，进针约1寸，平补平泻，行针30分钟，隔日1次。经针刺放血治疗22

次，诸症消失。

[曲瑞华．针刺放血治疗慢性咽炎120例．张家口医学院学报，2002，19（1）：37.]

6. 田某，女，40岁。

【主诉与病史】患者自觉咽部有异物感年余，且伴有灼热，发闷，如绳勒症状，屡服中西药无效。舌红嫩，脉细数。

【检查】咽部黏膜呈弥漫性充血，色暗红，后壁滤泡相互融合成帘珠状增生，

【诊断】慢性咽炎。

【治疗经过与结果】医者左手持压舌板压舌（令患者张大口腔，尽量暴露咽喉部位），右手持自制银针似握笔状，对患者咽喉后壁连续点刺5~8下，令患者吐出恶血，隔2分钟再刺5~8下，然后用吹管将口疮药吹至咽喉放血处，每日1次，连续治疗7天后，患者自觉异物感等症状基本消失，又治3天后，咽部色泽正常，后壁滤泡全部消失，患者自觉症状也全部消失而愈。随访1年未见复发。

[郑贤明，程春荣．银针放血治疗慢性咽炎150例．中医外治杂志，1997，(2)：43.]

（三）灸疗法

1. 赵某，女，45岁，教师。

【主诉】反复咽喉疼痛伴有异物感1年余。

【病史】1年前确诊为慢性咽炎，多为劳累过度或饮食辛辣后发作，曾服用多种抗菌药和清热解毒药均无效，注意休息和饮食后缓解。近日因劳累过度，咽痛复发，伴有异物感，吐之不出，畏寒喜热。症见咽部微红不肿，有滤泡，手足不温，舌淡苔白，脉沉迟无力。

【诊断】慢性咽炎。

【治疗经过与结果】悬灸涌泉穴，以自觉温热为度，30分钟后见咽痛缓解，异物感减少，再治疗5天，症状消失。随访3个月未见复发。

[陈颖之，赵仓焕，胡静．悬灸涌泉以引火归原治疗慢性咽炎．

浙江中医药大学学报，2009，33（2）：258.］

2. 张某，男，42岁。

【主诉与病史】咽喉部发痒，有时轻痛、咽干，时轻时重达6年余。重时不停地咳嗽，影响日常生活。吸烟饮酒及食辛辣加重。曾多处求治，疗效不佳。查舌质红，咽喉部微红，脉细。

【诊断】慢性咽炎。经用隔椿树皮灸治疗5次而愈（方法47页“徐恒庆隔椿树皮灸治疗慢性炎”）。

［徐恒庆．隔椿树皮灸治疗慢性炎42例．中国民间疗法，1997，(1)：21.］

3. 徐某，女，45岁。91年4月15日就诊。

【主诉与病史】咽喉部疼痛，咽中有异物感，分泌物干结稠痰，咽部红肿充血时好时坏，化验白细胞计数$14\times10^{9}/L$。

【诊断】慢性咽炎急性发作。

【选穴】耳尖（以右耳尖为主），天突，廉泉，鱼际，商阳，太溪，列缺，照海。

【治疗经过与结果】采用周氏万应点灸笔治疗。治疗后即觉咽部舒适，嘱其3小时1次，第二天改为每日2次，指定穴位让其家属点灸。第二天患者高兴而来说：咽部疼痛消失，分泌物减少，异物感消失，查咽部红肿明显好转，化验白细胞降至$9\times10^{9}/L$；嘱其禁食辛辣烟酒刺激食物，保持情志舒畅。随访半年未见复发。

［李建山，田申海．“周氏万应点灸笔”治疗慢性咽炎临床疗效观察．针灸学报，1992，(5)：42.］

4. 张某，女，45岁，中学教师。2001年4月就诊。

【主诉与病史】咽部不适，异物感半年余，近日加重。咽灼热痛，干痒，时伴呛咳。舌质红，苔薄黄，脉细数。

【检查】咽部黏膜充血，后壁淋巴滤泡增生，右侧咽侧索增生变粗。

【诊断】慢性咽炎。

【选穴与操作】予赵氏雷火灸，灸下颌部、颈前部，双耳部对准耳壳反复旋转数次，灸红后再对准耳心啄式灸3分钟左右；灸风池、风府；灸1~7颈椎；灸双手合谷。每日2次，每次25分钟。

【治疗经过与结果】经过1周治疗，上述症状明显好转，灼热疼痛症状消失，续用3周，每日1次，每次30分钟，咽干痒呛咳、异物阻塞感等症状消失。4个月后随访未复发，咽部检查趋于正常。

［李丁霞．赵氏雷火灸治疗慢性咽炎的疗效观察．中国中医药杂志，2004，2（3）：162~163.］

（四）耳穴疗法

1. 关某，女，37岁，干部。

【主诉与病史】咽部疼痛不适4年，干咳，时有黏痰，咽部充血，淋巴滤泡增生较明显，遇外感则更甚，经内服中西药仍反复发作，效果不显。

【诊断】慢性咽炎。

【选穴与操作】上下耳背近耳轮处明显的血管各1根，刺出血。

【治疗经过与结果】接受点刺放血治疗1次后，咽部顿感轻松，黏痰减少，干咳不现，2次点刺放血后，咽部不适感明显减轻；经3次放血后，咽部充血消失，淋巴增生减少，咽部无任何不适，随访3年未复发。

［苗茂，何金柱．上下耳背点刺放血治疗慢性咽炎84例．内蒙古中医药，2004，（3）：15~16.］

2. 王某，男，40岁，干部。

【主诉与病史】嗓子干痛、咽部充血十余年，平时有烟酒嗜好，每逢春夏季节烟酒过量后咽痛加剧，大量饮水亦难缓解，咽部时有异物感，但咳之不出，声音嘶哑。舌红苔黄，脉细。

【取穴】耳穴，咽喉，肾上腺，心，肾，内分泌，肺等穴。

【操作方法】治疗前先用75%的乙醇棉球消毒耳部，待皮肤干燥后，将“王不留行”用0.5厘米见方的麝香止痛膏贴于穴位上，用拇、食指在药粒处按压，使患者有痛、麻、胀的得气感，能传至咽部为佳，但不能强求，并嘱患者每日按压数次。

【治疗经过与结果】隔日换贴1次，5次为1疗程，即时咽部有轻松感，咽痛时显减轻，3次即愈，续贴两次巩固，随访半年无复发。

［房毅．耳压治疗慢性咽炎120例．中医外治杂志，2001，10（1）：14.］

（五）穴位注射疗法

1. 陈某，女，45岁，教师。

【主诉与病史】咽干、干咳、声嘶反复发作2年。诊见声嘶、干咳无痰，咽部不适，自觉咽壁有黏性分泌物粘附，舌红苔薄少津，脉弦细。

【诊断】慢性咽炎。

【治疗经过与结果】予天突、曲池每穴注射鱼腥草注射液2毫升。2次后，咽部不适感及黏物附着感明显减轻。2疗程后咽部症状及体征消失。随访1年未见复发。

［朱士涛，叶莉，吴杨杨．穴位注射治疗慢性咽炎58例．中国针灸，1999，19（2）：82.］

2. 孙某，女，32岁。

【主诉与病史】咽部反复干涩痒痛3年，加重5天。现感咽干痒痛，痒则呛咳，无痰，觉咽部异物感，无声音嘶哑，无恶寒发热。查：咽部黏膜充血水肿，咽后壁有5个滤泡增生，双下颌各触及一约0.6厘米×0.6厘米淋巴结，边缘清楚。

【诊断】慢性咽炎。

【取穴】①穴位注射：天容，天突。②耳穴贴压：咽喉，肺，肾，神门，三焦。

【操作方法】①穴位注射：患者取卧位，头后仰靠于枕上，充分暴露穴位。用5毫升注射器抽取鱼腥草注射液3毫升，取双侧天容穴，穴位常规消毒后垂直进针0.5～0.8寸，得气回抽无血后，每穴缓慢注入药液1.5毫升，出针后用消毒干棉球按压针孔。再用5毫升注射器抽取核酪注射液2毫升，于天突穴常规消毒后，针尖与皮肤约呈45度角沿胸骨柄后缘向下刺入穴位0.5～0.8寸，得气回抽无血后缓慢注入2毫升药液，出针后用消毒干棉球按压针孔。②耳穴贴压：用火柴棒找准穴位，常规消毒后，用0.3厘米×0.3厘米胶布将王不留行籽固定在穴位上，嘱患者每日按压3～5次，每次5分钟左右，要求有酸、麻、胀等感觉。每次贴1侧耳穴，隔天1次，左右交替。

【治疗经过与结果】每日1次，6日为一疗程，休息2天后行下一疗程。经穴位注射及耳穴贴压治疗6天后无咽痒及咽痛，仍觉咽干。查：咽红肿减轻，仍有2个小滤泡增生。治疗14天后诸症消失，咽部检查无异常，颌下淋巴结无肿大。随访半年未见复发。

［聂志华，陈志斌．穴位注射加耳穴贴压治疗慢性咽炎76例．中国针灸，2004，24（5）：305.］

3. 周某，女，38岁，工人。

【主诉与病史】咽部反复干涩痒痛2年，加重1周。现感咽干痒痛，痒则咳嗽，无痰，咽部有异物感，无恶寒发热等症。

【检查】咽部黏膜充血水肿，咽后壁淋巴滤泡增生，并有少量黏性分泌物，右下颌可触及1.5厘米×2厘米淋巴结，边缘清楚，无压痛及移动。

【诊断】慢性咽炎。

【取穴】天突，人迎。

【操作方法】①穴位注射：病人坐位或卧位，头后仰靠于墙上或枕上，充分暴露穴位。用5毫升一次性注射器抽取鱼腥草注射液2毫升、核酪注射液2毫升药液，混合摇匀。作穴位常规消毒，针尖与皮肤约呈45°角向前下内刺入穴位0.5～0.8寸，得气后抽无回血，缓缓注入药液，出针后用干棉球按压针孔，以防出血及渗药。每日1次，7日为一疗程。②隔药纱灸：患者仰靠坐位或仰卧位，用双层消毒纱布经当归注射液充分浸湿润后，分别贴敷于天突、人迎穴上。病人一手持镜子，一手持点燃的艾条，作小幅度悬灸。距离以病人能忍受为度，直到纱布灸干为止。

【治疗经过与结果】用穴位注射加隔药纱灸治疗5日后，咽干痛大减，1个疗程后自觉症状消失，又巩固治疗3次，查咽部红肿及淋巴滤泡消失，无分泌物，颌下淋巴结消失。随访1年未发。

［周佐涛，林晓山，吕明庄．穴位注射加隔药纱灸治疗慢性咽炎

40例. 中国针灸, 2000, 20 (5): 283~284.]

(六) 穴位贴敷疗法

1. 郭某, 女, 29岁。

【主诉与病史】晨起无明显诱因咽部干燥、灼热, 咽痛, 吞咽唾液时尤为明显。未行任何治疗。

【检查】体温37.4℃, 口咽及鼻黏膜充血明显, 腭弓、悬雍垂轻度水肿, 咽后壁淋巴滤泡和咽侧索也见水肿。

【取穴】喉结旁。

【操作方法】把牛黄解毒片压碎, 用75%乙醇调成糊状, 用胶布贴在喉结旁, 一次敷于喉结一侧, 12小时后敷另一侧, 尔后用胶布固定。5天1个疗程。

【治疗经过与结果】1个疗程后, 自觉症状消失, 体温36.2℃, 口咽及鼻黏膜充血消失, 腭弓、悬雍垂水肿消退, 咽后壁淋巴滤泡和咽侧索红肿消退。1个疗程即痊愈。

[尤佳. 局部药物贴敷治疗急性咽炎85例疗效观察. 医学理论与实践, 2004, 17 (11): 1299.]

2. 姜某, 女, 23岁, 某公司职员。1998年8月19日初诊。

【主诉与病史】咽痛, 伴发热3天。曾在居住附近医院就诊, 静脉给抗菌素及口服药治疗2天, 症无缓解来诊。刻下咽干痛, 恶寒发热头痛, 口干思饮, 吞咽时咽痛加重。舌边尖红, 苔薄黄, 脉浮数。

【检查】咽黏膜弥漫性充血、肿胀, 咽后壁淋巴滤泡和咽侧索红肿, 有黄白色黏稠分泌物附着, 悬雍垂及软腭水肿。

【辨证】风热邪毒闭阻咽喉。

【治则】疏风清热解毒。

【选穴与操作】采用穴位敷贴法 (桔梗、甘草、麦冬、薄荷、黄芩、板蓝根等12味中药按比例配制, 碾成粉备用。取药粉6克/次, 做成直径约为2厘米, 高约为1厘米大小的圆柱形药饼1个; 用6厘米×6厘米大小的胶布固定于天突穴。贴24小时后取掉药后清洗皮肤)。

【治疗经过与结果】1次后咽痛缓解，恶寒发热头痛止。再敷贴1次咽部肿痛全消。嘱忌食香燥食物、多饮水、避免过劳，随访1年未复作。

［罗永莉，杨晋红，张敏，等．中药穴位敷贴天突治疗急性咽炎．中国针灸，2000，(10)：395.］

3. 李某，女，50岁，教师。1999年9月18日初诊。

【主诉】咽干，咽喉部痒痛1年，时有咳嗽。

【检查】咽喉部充血，无滤泡形成及萎缩现象，舌质红，少津，脉弦细微数。

【选穴】穴位分两组：①肝俞，肾俞，太溪；②列缺，肺俞，天突。

【操作】六神丸4粒用水浸湿，置于创可贴胶布上，对准所选穴位贴紧即可。两组穴交替使用，隔日更换穴位。

【治疗结果】共治疗6次痊愈，随访至今未见复发。

［王兰玉，彭玉蓉．穴位贴敷六神丸治疗慢性咽炎30例．四川中医，2003，21 (3)：77.］

4. 王某，女，32岁，教师。初诊日期为2002年7月16日。

【主诉】咽部干涩疼痛3年，加重2月，口服多种抗生素均不理想。

【检查】咽部黏膜充血水肿，咽后壁有滤泡增生，舌质红，苔少，脉细数。

【诊断】西医：慢性咽炎（慢性肥厚性咽炎）。中医诊断：喉痹(阴虚火旺型)。

【取穴】大椎，肺俞，天突，中府，膻中。

【操作方法】穴位消毒后，用梅花针叩刺至皮肤潮红，取《张氏医通》白芥子散加入少许麝香、冰片用生姜汁调成稠膏状，取3克做成直径1厘米的药饼，贴敷穴位，用伤湿止疼膏固定贴敷局部，可有烧灼、疼痛感，贴8小时后取下第2天，在贴敷过的穴位上闪火拔罐，每穴位2分钟，1疗程3次。

【治疗结果】治疗1疗程后，临床症状消失。随访1年未复发。

［樊虹彦，刘翠清．穴位贴敷治疗慢性咽炎50例．JCAM，2005，21（3）：50.］

（七）穴位埋线疗法

田某，男，32岁。1999年4月就诊。

【主诉与病史】慢性咽炎4年，自觉咽干不适，咽痛和似有异物黏附咽部，时好时坏。

【检查】咽部暗红，有滤泡增生。

【选穴与操作】取足三里，天突，关元，进行羊肠线埋植，20天1次。

【治疗经过与结果】经过3次治疗，诸症解除，随访未见复发。

［龙煌．穴位埋植法验案2则．上海针灸杂志，2003，22（6）：47］

（八）综合疗法

1. 针药结合

（1）卞某，女，教师，46岁。2001年5月14日初诊。

【主诉与病史】咽部干疼，有异物感，偶有刺激性干咳等症状2年，每遇感冒则症状加重。舌质红，少苔，脉细数。

【检查】咽部黏膜充血较明显，且显干燥，咽后壁淋巴滤泡增生。

【诊断】慢性咽炎。

【辨证】阴虚肺燥。

【治则】滋阴降火润燥。

【选穴与操作】取天容，列缺透太渊，合谷，太溪，照海。

【操作】天容：先用左手把穴位附近血管搏动的位置摸清，然后将0.35毫米×50毫米毫针从胸锁乳突肌内缘与血管之间刺入，向舌根方向直刺0.5～1.0寸，使酸胀感扩散至舌根或咽部，施平补平泻手法；列缺：用0.35毫米×40毫米毫针刺入0.5寸后向太渊穴透刺，施提插捻转补法，以酸胀沉重感为度；合谷：直刺0.5～1.0寸，施提插捻转泻法。留针30分钟，每10分钟行针1次，每日1次，5次为1个疗程，疗程间休息2天，共治疗1～2个疗程操作方法及补泻手法如上。

【药物】同时服用银翘片，每次4粒，1日3次；六味地黄丸每次6克，1日3次。

【治疗经过与结果】治疗1次后，患者即感咽部干疼有所减轻，针刺4次后，自觉症状消失，咽部充血及肿大的淋巴滤泡完全消失。随访1年半，再未复发。

［奚海鸿．针药结合治疗慢性咽炎临床观察．上海中医药杂志，2005，39（7）：35～36.］

（2）张某，女，38岁。于2004年10月12日就诊。

【主诉与病史】慢性咽炎1.5年余，咽喉部疼痛不适，有异物感，声音嘶哑，讲话多及进食刺激性食物、吸入刺激性气体后症状加重，曾口服多种抗生素及中药（具体药物不详）治疗后无明显疗效，严重的影响工作、饮食和睡眠。舌红少苔，脉细数。

【检查】咽部黏膜充血肥厚，可见大量增生的淋巴滤泡，有的滤泡连续成簇。

【诊断】慢性咽炎。

【辨证】肺肾阴虚。

【治则】滋阴清热利咽。

【选穴】以天突，廉泉，太溪为主，配以照海，合谷，列缺，尺泽。

【操作】太溪、照海行捻转补法，尺泽行捻转泻法，列缺、合谷行平补平泻法。得气后留针30分钟，日1次，10次为1个疗程。

【治疗经过与结果】治疗1个疗程后咽部症状消失，检查咽部无充血，无淋巴滤泡增生，病理涂片无任何炎性细胞，随访1年未复发。

［赵会玲．针药结合治疗慢性咽炎60例疗效观察．辽宁中医杂志，2007，34（6）：780～781.］

（3）陈某，女，32岁。2006年5月8就诊。

【主诉与病史】1个月前因感冒出现发热、头痛、鼻塞，1天后出现咽喉肿痛不适，经静脉滴注后感冒治愈，但咽喉肿痛虽减轻仍未痊愈。刻诊：咽喉肿痛不适，声音微有嘶哑，咽干痒口渴，不欲多饮，饮食时咽喉疼痛加重，二便正常，舌红少苔，脉细微数。

【中医诊断】喉痹。

【选穴与操作】针刺鱼际，廉泉，金津，玉液，列缺，照海，复溜穴，每日1次。

【药物】同时予滋阴清咽饮代茶频服，药物组成：生地黄10克，麦门冬3克，玄参5克，牡丹皮3克，知母5克，石斛5克，射干6克，桔梗3克，蝉蜕3克。

【治疗经过与结果】次日自觉好转，共治疗8次，诸症消失。继服上方5~10剂巩固疗效。

[谢富明．针药合施治疗慢性咽喉炎45例．河北中医，2009，31(1)：96~97.]

(4) 张某，女，39岁。2001年8月就诊。

【主诉与病史】自述5年前，出现咽痛，咽干，咽部异物感，反复发作，经多方治疗未愈。近1周以来上症又发作。经某医院诊治，作X光钡餐透视：食道、胃未发现明显异常。服用阿莫西林、冬凌草片等药物效果不明显而求治。

【检查】咽部轻度充血、黏膜肿胀、咽后壁淋巴滤泡增生。

【治疗】给予针刺内关，照海，三阴交等穴，并服用加味甘桔汤，

【治疗经过与结果】治疗5次症状明显减轻，共治疗20次而愈，随访半年未复发。

[赵刚明，高效祥．针药并用治疗慢性咽炎27例．实用中医内科杂志，2004，18(2)：172~173.]

(5) 刘某，女，45岁，教师。1998年3月28日就诊。

【主诉与病史】咽部不适，自觉干痒、咳嗽，有异物感，说话多及受凉后症情加重，持续1年，间断服中、西药物无效。

【检查】咽黏膜充血肥厚，并见肿大的淋巴滤泡，有的滤泡毗连成簇。舌红苔黄，脉细。

【诊断】慢性咽炎。

【辨证】肺肾阴虚。

【选穴与操作】针刺照海穴（双），隔日1次。

【药物】金银花18克，麦冬20克，枸杞子、生地各15克，菊花9克，胖大海6克，开水保温瓶浸泡，随时含服。

【治疗经过与结果】治疗2个疗程后病愈，年底过节随访未发。

[骆晓敏．针刺结合中药治疗慢性咽炎102例．陕西中医，2005，26（1）：68.]

（6）宋某，女，38岁。于2003年2月8日来诊，

【主诉与病史】咽部干涩痒、微痛12年，声音嘶哑半年。患者由12年前感冒后始发咽部不适，当时未予重视，后每因外感及说话过多后不适感加重，曾到五官科就诊，喉镜检查排除器质性病变，诊断为慢性咽炎。曾经超声雾化、输液、封闭治疗，常含服西瓜霜、金嗓子等，近半年来患者自觉症状加重伴声音嘶哑。现症见咽部干涩疼痛，有异物感，声音嘶哑，微咳无痰，体倦乏力，舌红少苔，脉细数。

【检查】咽部轻度红肿，咽后壁肿巴滤泡增生。

【诊断】喉痹（肺肾阴虚）。

【药物】银花15克，桔梗15克，玄参15克，麦冬10克，胖大海10克，百合10克，枣皮10克，生地10克，太子参15克，甘草12克，每日1剂，水煎服。

【选穴与操作】针刺人迎，天突，上廉泉（正中线上，舌骨体上缘），翳风，太溪，照海，三阴交，列缺。

【治疗经过与结果】治疗5次后，患者症状明显减轻，巩固治疗至1疗程，自觉症状全无，查咽部无充血，咽后壁淋巴滤泡消失，嘱其注意预防感冒及忌食辛辣冰凉，随访2年未复发。

[郑良玉．针刺结合中药治疗慢性咽炎．针灸临床杂志，2005，21（3）：28～29.]

2. 针刺结合局部刺血

刘某，男，14岁，学生。1996年11月23日初诊。

【主诉】咽喉肿痛1天。

【病史】于1天前无明显诱因出现咽喉肿痛、吞咽不利，并伴发热、头痛、鼻塞，神疲懒言，食欲不振，小便赤黄，大便正常，舌质红、苔薄黄，脉浮数。

【检查】T39.3℃，咽部充血红肿，扁桃体Ⅰ度肿大，未见有黄白色分泌物，悬壅垂充血水肿，双侧颌下淋巴结可触及。WBC $14.0\times10^9/L$，N 0.80，L 0.20。

【诊断】西医：急性咽炎。中医：诊断急喉痹（风热壅肺）。

【选穴】少商，商阳，尺泽，合谷，曲池，丰隆（均双），天突。

【操作方法】刺法：常规消毒，少商、商阳2穴点刺出血，余穴均用泻法，留针20分钟。

【治疗经过与结果】按上法针刺治疗1次，次日咽喉肿痛即消失，T36.2℃，WBC $8.0\times10^9/L$，N 0.60，L 0.40，符合治愈标准。

[针刺合局部放血治急喉痹74例．杜伟．江西中医药，1999，30(5)：42.]

3. 针刺配合拔罐

宋某，男，64岁，退休工人。2003年9月10日初诊。

【主诉与病史】咽喉干痒、刺激性咳嗽2个月。有慢性咽炎病史16年。曾先后口服麦迪霉素等抗生素、中药治疗及地塞米松和庆大霉素局部喷喉，效果不佳。舌淡红少津，脉细微弦。

【检查】咽部病灶充血，色泽暗红，附有少量黏液，干咳，音哑。

【诊断】慢性单纯性咽炎。

【治则】滋阴清火，祛瘀除痰。

【取穴】主穴取廉泉，副廉泉，列缺，照海。肺阴不足配孔最，足三里；肾虚火旺配太冲，太溪；痰瘀互结配足三里，丰隆，胆囊穴。拔罐治疗取背部督脉，膀胱经背部第一线，第二线。

【操作方法】患者仰卧，取长50毫米毫针，针刺得气后行平补平泻针法，廉泉、副廉泉接G6805治疗仪。每日针刺1次，每次留针30分钟，取针后，留罐10分钟，10次为1疗程。

【治疗经过与结果】施予上法2疗程后，咽后壁充血状况消失。

接着又巩固治疗1个疗程后痊愈而归。嘱其清淡饮食，预防感冒，随访3个月，未见复发。

［程玲，张春燕，甘志豪．针刺加拔罐治疗慢性单纯性咽炎30例临床观察．上海针灸杂志，2005，24（12）：19.］

4. 针刺配合离子导入

周某，女，48岁，因咽痒不适1年前来应诊。

【主诉与病史】自觉咽中不适，干痒，异物感，常有"吭喀"动作，易受刺激而引起恶心、干呕，且多于早晨较轻，午后及入夜加重。

【检查】咽部敏感，易引起恶心，咽部黏膜充血，表面粗糙，咽后壁淋巴滤泡呈簇状增殖。

【治疗】针刺人迎，廉泉，天突，丰隆，照海，太溪，足三里等穴位，每日1次，直流电碘化钾导入每日1次，10次后症状明显减轻，休息3天后进入第2疗程的治疗，痊愈。随诊半年未见复发。

［杨秀良，陆春，曾隽．针灸配合直流电离子导入法治疗慢性咽炎100例疗效观察．西南国防医药，2001，11（4）：293～294.］

5. 针刺配合音频电

王某，女，45岁，教师，2004年11月16日就诊。

【主诉与病史】自诉患有咽部干涩、异物感5年余，每逢受凉或因讲话过多即复发，症状逐年加重，严重时吞咽困难，伴咯脓血性痰块。

【检查】咽部黏膜充血呈暗紫红色，黏膜增厚，咽后壁淋巴滤泡增大，舌质红，苔薄黄，脉细数。

【诊断】慢性咽炎。

【针刺】主穴取天突，天容，列缺，廉泉，照海，太溪，配穴取合谷，鱼际，足三里，太冲，丰隆穴。每次取穴5～6个，均取双侧穴位，交替进行。穴位皮肤常规消毒后，选25～40毫米长毫针。针刺天突穴时，针尖先直刺入0.3寸，然后沿胸骨后缘、气管前缘缓慢向下刺入0.5～1寸深；针刺天容、廉泉时向舌跟部方向直刺1.0

~1.2 寸深，使局部产生酸胀感后不留针；针列缺时，针尖向肘部方向呈25°角斜刺入0.5 寸深；合谷，鱼际，足三里，丰隆，太溪，照海均直刺入0.5~1 寸深。均施平补平泻手法，得气后留针 30 分钟，每 10 分钟行针 1 次。

【音频电治疗】采用上海产 YL-3 型音频电治疗仪，输出频率2000HZ，输出波形为正弦波。治疗时首先打开电源开关，指示灯亮后将输出电流指针调至“0”位，然后将一3 厘米×6 厘米长方形电极包上 1 厘米厚的用纱布制成的治疗垫，治疗垫须用生理盐水浸透拧干不滴水为宜，将电极板对置放于颈前咽喉部两侧，紧贴皮肤，用固定带或沙袋给予固定后，开始施治，将输出旋钮缓慢地调至病人能够耐受为限，治疗 10 分钟。结束后将电流输出调至“0”位，取下电极板方可关机。

以上两种治疗均为每日 1 次，12 次为 1 疗程，疗程间休息 3 天。

【治疗经过与结果】采用上述治疗方法治疗 3 次后，即感咽部疼痛减轻。连续治疗 2 个疗程后，诸症全消失，咽部检查正常。随访半年未见复发。

［于静．针刺加音频电治疗慢性咽炎 73 例．四川中医，2006，24(11)：104.］

6. 梅花针叩刺配合拔罐

孙某，女，42 岁，教师。

【主诉与病史】咽干，咽痛，咽喉部有堵塞感 1 年余。

【检查】咽部充血，咽后壁滤泡增生明显，有黏性分泌物黏附，舌质红，苔薄少津，脉弦滑。

【梅花针叩刺】叩刺部位用酒精消毒后，持梅花针沿下颌骨下缘弧行叩刺 2~3 行，颈前部肌腹纵行叩刺 2~3 行，胸锁乳突肌纵行叩刺 2~3 行，然后沿华佗夹脊穴和膀胱经由上至下叩刺 2~3 行。叩刺以局部皮肤潮红为宜。

【拔罐】最后在颈前两侧分别拔 2 只小号火罐，再在华佗夹脊穴由上至下拔 5~6 只大号火罐，均用闪火法。以罐内皮肤出现紫红色为佳。如在脊柱两侧扪及条索状物或结节状物，要重点刺激及拔罐；

如有便秘者，应及时通便治疗。

每日 1 次，5 次为 1 个疗程。

【治疗经过与结果】予上述方法治疗 3 次后，咽痛消失，自觉咽部阻塞感明显减轻，咽后壁滤泡减少，经 1 个疗程治疗后，咽部症状及体征消失，随访 1 年未见复发。

［张力．梅花针加火罐治疗慢性咽炎 67 例．上海针灸杂志，2000，19（5）：46.］

7. 耳穴疗法配合中药

赵某，男，42 岁，工人。

【主诉与病史】8 年前因感冒高热咽疼，经治疗热退，咽疼轻，常服西药效不显，自觉咽部异物感，微疼、咽干，晨起加重。

【诊断】慢性咽炎。

【选穴】咽喉，肺，肾，神门，三焦。3 日治疗 1 次，休息 2 日再行治疗。

【药物】自拟愈咽汤，组成：银花、连翘、生地、麦冬、天冬、黄芩、黄柏、枇杷叶、桔梗、白术、桃仁、红花、菖蒲、柴胡、香附、川芎、生甘草各 6 克，肉桂、升麻各 1.5 克，有滤泡者加鳖甲、贝母、水蛭各 3 克。每日 1 剂，水煎，晚饭后 1 次服下。

【治疗经过与结果】经耳穴贴压治疗 3 次，服 15 剂中药，咽后壁滤泡明显减少，异物感基本消失。因考虑患者患病时间长，易复发，嘱患者续服 30 剂愈咽汤善其后，随访 1 年，诸症全无，咽部恢复正常。

［范月友，赵云，李延荣．耳穴贴压为主治疗慢性咽炎 85 例．中国针灸，2000，20（11）：674.］

8. 耳穴皮内针配合超短波

姜某，女，41 岁，干部。

【主诉与病史】咽部反复干痒、微痛 2 年。现感咽部不适，有异物感，干痒、咳嗽、无痰。

【检查】咽部黏膜充血水肿，咽后壁淋巴滤泡增生，并有少量黏性分泌物。

【诊断】慢性咽炎。

【治疗】选取耳穴咽喉、皮质下、肾上腺、肺，用耳穴皮内针配合超短波治疗14次，咽部自觉症状消失，又巩固治疗2个疗程，查咽部黏膜充血水肿及淋巴滤泡消失，无分泌物。随访1年未复发。

[王雪峰．耳穴皮内针配合超短波治疗慢性咽炎45例．中国针灸，2003，23（12）：728.]

第五节　针灸歌赋

针灸歌赋选编

内庭次指外，本属足阳明。
能治四肢厥，喜静恶闻声。
耳鸣咽喉痛，数欠及牙疼。
疟疾不能食，针着便惺惺。（马丹阳天星十二穴主治杂病歌）

谁知天突治喉风。
牙齿肿痛并咽痹，二间、阳溪疾怎逃。
咽喉最急先百会，太冲、照海及阴交。（席弘赋）

牙疼、头痛兼喉痹，先刺二间后三里。（长桑君天星秘诀歌）

噤口喉风针照海，三棱出血刻时安。（拦江赋）

喉闭失音并吐血，细寻天突宜无偏（针灸歌）

取照海治喉中之闭塞。（标幽赋）

续添一证是咽痛，若治风府效如神。
咽喉肿痛又闭塞，水粒不下合谷得，

少商兼以三棱针，双手大指背头吉。
咽中闭者治合谷，再有曲池二穴同。
咽外肿兮液门攻。
咽肿中渚太溪快。
凡人喉痹治颊车，合谷少商与经渠。(杂病歌)

经渠主刺疟寒热，胸背拘急胀满坚。
喉痹咳逆气数穴，呕吐心疼亦可痊。
阳溪主治诸热证，瘾疹痂疥亦当针，
头痛牙疼咽喉痛，狂妄惊中见鬼神。
然谷主治喉痹风。(医宗金鉴·十四经要穴主治歌)

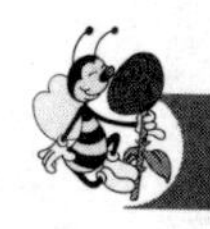

第五章 中药及其他疗法

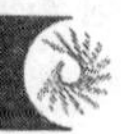

第一节 单方验方及经典方

在长期的医疗实践中，中医对急慢性咽炎有很深的认识，称其为喉痹，总结出了很多验方，对咽炎的治疗起到良好的效果。

一、单方

（一）旋覆花汤（山东省潍坊市冶源干部疗养院）

【方药】旋覆花10克。

【用法】水煎，取汁，频频含漱。

【疗效】治疗后120例中治愈78例，显效31例，好转11例。[王学俊，狄丽霞，李增奎．旋覆花汤含漱治疗咽炎．中国民间疗法，1999；9（7）．]

（二）药桑椹（新疆和田地区人民医院）

【方药】采用成熟药桑椹。

【用法】每次20~25粒，含食，半小时内服完，不饮水，3天为1疗程（可采鲜果于冰箱内备用）。服食期间停用其他中西药，忌烟酒及煎炸之物。

【疗效】经1疗程治疗，痊愈18例，2疗程痊愈39例、好转3例。痊愈率为95%，好转率为5%，总有效率100%。

[马延萍．药桑椹治疗咽炎疗效观察．新疆中医药，2002，20（6）：83.]

二、验方

（一）银翘散合增液汤（河南省郑州市金水区医院）

【方药】金银花15克，连翘15克，桔梗12克，芦根12克，竹叶10克，甘草10克，牛蒡子12克，薄荷10克，生地黄12克，玄参12克，麦冬12克，山豆根12克，射干12克。

【用法】水煎服，日1剂，分2次早晚服用。3天为1疗程。

【疗效】52例患者在连续用银翘散合增液汤1个疗程后治愈43例，好转8例，无效1例。总有效率达98.0%。

［王瑛．银翘散合增液汤治疗急性咽炎52例．山东中医药杂志，2003，22（3）：151.］

（二）养阴利咽法治疗慢性咽炎（上海中医药大学附属龙华医院）

【方药】沙参10克，麦冬10克，百合10克，玉竹10克，天花粉12克，玄参12克，五味子10克，射干9克，桔梗9克，甘草9克。

【用法】水煎服，每日1剂，分服2次。其药渣加水200毫升，水煎后倒入小口杯，患者口对准杯口，将中药蒸汽吸入，每次约15分钟。随证加减：若兼咳嗽而少痰，加全瓜蒌20克，川贝母12克，以润肺化痰；若咽后壁淋巴滤泡增生明显，加丹参20克，海藻15克，昆布15克，以活血散结；若兼颧红、手足心热，加地骨皮12克，青蒿9克，以清虚热；若大便干燥，加制大黄9克，以润肠通便。服药1～2个月为1疗程。

【疗效】30例患者在连续用药1个疗程后治疗组治愈8例，显效12例，好转8例，无效2例，总有效率93.3%。

［郑荣华．养阴利咽法治疗慢性咽炎的疗效观察．上海中医药杂志，2001，（1）：28.］

（三）五味消毒饮免煎饮片治疗（上海中医药大学附属曙光医院）

【方药】蒲公英15克，金银花10克，紫花地丁15克，野菊花

15 克，天葵子 10 克。

【用法】按上方比例，由江苏省江阴市天江药业有限公司生产，经全成分提取，制成粉末颗粒，每日 1 剂，分 2 次冲服。5 天为 1 个疗程。

【疗效】83 例患者临床治愈 15 例，显效 47 例，有效 20 例，无效 1 例，总有效率为 98.80%。

[刘福官，忻耀杰，何建英，等．五味消毒饮免煎饮片治疗急性咽炎的临床观察．中国中西医结合杂志，2000，20（11）：827.]

（四）喉疳散（西安市新城区中医医院）

【方药】麝香、牛黄各 0.6 克，冰片、琥珀、珍珠各 0.9 克，儿茶、血竭、龙骨、乳香、没药各 3 克，五倍子 25 克。

【用法】炮制后配成细粉剂，用铜双吹将粉剂吹敷至咽部，吹药时着手要轻，动作要敏捷，要求药粉撒布均匀，布及患处周围，以制止病灶蔓延。若用力过猛，则药粉喷散于整个咽喉及气道鼻腔，会引起病人呛咳和不适感觉，增加病人思想上的恐惧感。每次连吹 3 遍，每遍间隔 10 分钟，每次用药量约 1.5 克左右，每日 1～2 次。2 个月为 1 疗程。治疗期间禁食糖醋及辛辣刺激之物。

【疗效】266 例患者在连续用喉疳散吹敷治疗坚持 2 个月，1 个疗程后治愈 215 例，最短 5～6 年未复发。好转 48 例，无效 3 例（治疗时间仅为 1 周左右）。总有效率达 98.87%。

[段雨暐．中药治疗慢喉痹 266 例．陕西中医，2003，23（3）：215～216.]

（五）扁咽合剂（河南省三门峡市中心医院）

【方药】玄参、金银花各 30 克，麦冬 15 克，黄芩 12 克，桔梗 10 克，山豆根、鱼腥草、贝母各 15 克。

【用法】成人每日 3 次，每次 50 毫升小儿每日 3 次，每次 20 毫升，3 天 1 疗程，连服 6 天。

【疗效】268 例中痊愈 228 例，无效 19 例，总有效率 93%，治愈率 85%。

[王桂香，刘远飞，刘安，等．扁咽合剂治疗急慢性咽炎 268 例．

陕西中医，2005，26（6）：530.]

（六）甘桔地黄汤（暨南大学医学院附属二院深圳市人民医院中医科）

【方药】桔梗、生甘草各8克，蝉蜕、丹皮、茯苓各10克，射干、玉蝴蝶各6克，生地、玄参、淮山药各12克组成。

【用法】水煎复渣，混合分2次服。

【疗效】68例中治愈19例，显效25例，有效16例，无效8例，愈显率65%。

[黄晓军，刘光太，戴春禧．甘桔地黄汤治疗阴虚喉痹68例．陕西中医，2002，23（3）：217.]

（七）解毒利咽汤（宁夏灵武市人民医院）

【方药】银花、元参、麦冬各20克，黄芩、射干、胖大海各16克，大青叶、蚤休、车前子各12克，桔梗、生地、川贝、胆星、山豆根、板蓝根、牛蒡子各10克，蝉衣30克。

【用法】每日1剂，水煎3次，分早晚服用，10天为1个疗程。

【疗效】痊愈244例，显效42例，好转8例，无效5例。痊愈显率95.4%，总有效率99.4%。

[俞志娟，俞志灵，俞正中．解毒利咽汤治疗急慢性咽喉炎300例．陕西中医，2007，28（11）：1491.]

三、经典方

（一）猪肤汤（《伤寒杂病论》）

【方药】猪皮（刮净肥肉），白蜜，白米粉。

【功效】滋阴润肺，清热利咽。

【症状】阴虚喉痹，见咽干、咽痛、下利、心烦、胸满等。

（二）甘草汤与桔梗汤（《伤寒杂病论》）

【方药】甘草汤：生甘草。不愈，用桔梗汤。桔梗汤：甘草汤加桔梗。

【功效】清热解毒。

【症状】治少阴咽痛，充血不甚，舌红少苔，脉细数，小便黄赤量少。

（三）麦门冬汤（《金匮要略》）

【方药】麦门冬，半夏，人参，甘草，粳米，大枣。

【功效】养阴清热，止逆下气。

【症状】肺胃虚火上炎之咳嗽，咽干，咯痰不爽，口干欲饮，舌光红少苔，脉虚数。

（四）清咽利膈汤合鼠粘子解毒汤（《医宗金鉴》）

【方药】清咽利膈汤：牛蒡子（炒，研），连翘（去心），荆芥，防风，栀子（生，研），桔梗，元参，黄连，金银花，薄荷，甘草，牛黄（生），大黄，朴硝，竹叶。

鼠粘子解毒汤：鼠粘子（炒，研），桔梗，青皮，升麻，黄芩，花粉，甘草（生），元参，栀子（生，研），黄连，连翘（去心），葛根，白术（土炒），防风，生地。

【功效】清热解毒，利膈消肿。

【症状】因脾胃湿热，或肝肺火盛，复感风寒之邪之喉痹。见咽喉肿痛，吞咽困难，兼恶寒发热，头痛体倦，胸闷腹胀，大便秘结，小便黄赤，舌红苔黄腻，脉洪大。

（五）养阴清肺汤（《重楼玉钥》）

【方药】大生地，麦冬，生甘草，玄参，贝母，丹皮，薄荷，炒白芍。

【功效】养阴清肺，解毒利咽

【症状】阴虚喉痹，见咽喉干疼、灼热，多言之后症状加重，呛咳无痰，频频求饮，而饮量不多，午后及黄昏时症状明显。（原著中用治白喉）

（六）碧丹、金丹（《尤氏喉科》）

【方药】碧丹：玉丹（即制硝石），百草霜，灯草灰，甘草末，薄荷末，冰片。金丹：提过枪硝，生蒲黄，僵蚕，牙皂，冰片。此药可以久留，惟冰片临用加入。吹喉。配合使用内服药。

【功效】碧丹：消痰清热解毒驱风，作用平缓。金丹消肿毒，除风热，开喉闭，出痰涎。轻者用碧丹，重者碧、金同用。喉症初起时，金丹不宜多用。

【症状】急喉痹，一咽喉肿痛，麻痛而痒，因心中躁急而发。

第二节　气功疗法

调和阴阳是气功作用的主要原理。练功者通过改变呼吸方法、意守方法配合相应的躯体动作，实现对阴阳、脏腑的调整作用。手太阴肺经循咽喉、属肺，故常练习气功能促进咽炎的康复。以下介绍几种功法。

一、按摩排气法

立、坐、卧姿均可，昂头，嘴微张，左手或右手的虎口从下颌轻轻滑至肺部，同时意念甘露从天而降，落入嘴中，似涓涓清泉缓缓流过咽喉，在肺部分散开来，形成清新之气。最后闭口，收腹，使气从鼻孔徐徐逸出，意念混浊的病气被射向遥远的天边。如此反复，以咽喉感到湿润为宜。

二、叩齿漱口法

姿式以自然轻松为宜，上下齿轻叩，使口腔中产生大量唾液后，停止叩齿，以唾液漱口数次，分成数小口轻轻咽下，边咽边默念"调和气血，通利咽喉，清热解毒"。

三、采花草月气法

松静自然，开脚站立，两手悬照在花草上，或者两手微举，掌心对着月亮；左手逆时针，右手顺时针方向进行转动采气；双手上提吸气，下压呼气。总之，将所采之气聚于劳宫穴，然后经双手臂流到肺部，再由肺部到咽喉部聚集、弥漫，像湖面水波荡漾一样，渐渐地，咽喉感到湿润舒畅。

第三节　药膳饮食疗法

一、咽炎食疗

食疗是以日常饮食作滋补强身甚至医疗，研究食物对维持健康及防治疾病的作用，即所谓“医食同源”。如西瓜、罗汉果等，都有利咽解毒之功效，既是食物，又有药效。以下介绍几种咽炎药膳饮食。

（一）果蔬汁类

1. 西瓜汁

【组成】西瓜1个。

【制作】将西瓜瓤切成小块状，放人果蔬打浆机中，再加适量水，打成汁即可。

【用法】每天适量。

2. 鸭梨汁

【组成】鸭梨1个

【制作】将鸭梨去核、蒂，放入果蔬打浆机中，再加适量水，打成汁即可。

【用法】每天适量。

（二）茶类

1. 罗汉果茶

【组成】罗汉果1个。

【制作】将罗汉果切碎，用沸水冲泡10分钟。

【用法】不拘时饮服。每日1～2次，每次1个。

【功效】清肺化痰，止渴润喉。主治慢性咽喉炎，肺阴不足、痰热互结而出现的咽喉干燥不适，喉痛失音，或咳嗽口干等。

2. 桑菊杏仁茶

【组成】桑叶10克，菊花10克，杏仁10克，冰糖适量。

【制作】将杏仁捣碎后，与桑叶、菊花、冰糖共置保温瓶中，加沸水冲泡，约盖闷15分钟。

【用法】当茶水饮用，边饮边加开水，每天1剂。

【功效】清热疏风，化痰利咽。

（三）膳食类

1. 红枣猪皮脚筋汤

【配方】猪肉皮100克，猪蹄筋30克，枣（干）50克，盐3克，味精1克。

【制作】将猪皮刮去皮下脂肪，洗净切片，猪脚筋用清水浸软，洗净切小段，红枣洗净，全部用料一齐放入锅内，加清水适量，武火煮沸后，文火煮1小时，调味即可。

【用法】可单独食，亦可佐餐、吃汤。

【功效】滋阴润燥，利咽除烦。

2. 银耳桔梗苗

【配方】银耳（干）50克，桔梗250克，大葱5克，姜5克，盐2克，味精1克，植物油15克。

【制作】取用桔梗的嫩苗去杂洗净。水发银耳洗净，炒锅烧热放油，油热投入葱、姜末，煸香，再投入主料和调料，急速翻炒，断生入味即成。

【用法】可单独食，亦可佐餐。

【功效】滋阴润肺，利咽生津。

2. 薄荷粥

【配方】薄荷20克，粳米100克，冰糖5克。

【制作】将鲜薄荷叶去杂质及老、黄叶片，清水洗净，沥干水，备用，粳米淘洗净，直接放锅内，加水适量，煮锅置火上，先用武火煮沸，改用文火慢煮，米烂粥稠时，倒入薄荷叶及适量冰糖，烧沸即成。

【用法】可单独食，亦可佐餐。

【功效】疏散风热，清热解暑，清利咽喉，除秽。

二、咽炎饮食的调配原则

（一）避免刺激性食物及烟酒，在有粉尘或刺激性气体环境中工作者应戴口罩。

（二）保证优质蛋白的摄入，有利于慢性咽炎损伤部位的修复。

（三）充分摄入富含维生素 A 和胡萝卜素的食物，如动物内脏、蛋类、深色的蔬菜和水果。

（四）多摄入富含 B 族维生素的食物，如动物肝脏、瘦肉、鱼类、新鲜水果、绿色蔬菜、奶类、豆类等。

（五）多摄入富含维生素 C 的食物——新鲜的蔬菜和水果。

（六）少吃或不吃煎炸、辛辣刺激性食物，如：油条、麻团、炸糕、辣椒、大蒜、胡椒粉等。

（七）保证液体的摄入。可经常饮用一些利咽生津的食疗饮品，以下两例供参考。

（1）绿茶蜂蜜饮：绿茶 5 克，蜂蜜适量。将绿茶置杯中，冲入沸水，加入蜂蜜饮服，每日 1 剂。可清热利咽，润肺生津。

（2）百合绿豆汤：百合 20 克，绿豆 50 克，冰糖适量。将百合、绿豆加清水适量煮熟，加入冰糖饮服，每日 1 剂。可清热润肺，养阴生津。

（八）多吃富含胶原蛋白和弹性蛋白的食物，如猪蹄、猪皮、蹄筋、鱼类、豆类、海产品等，有利于慢性咽炎损伤部位的修复。

第四节　行为及运动疗法

运动能使咽部血液循环加快，使咽部温度逐渐升高，有助于消除咽部炎症，但患有慢性咽炎的人在进行运动时一定要注意以下几点。

一、运动时一定要注意身体的保温，特别是前胸、后背、脚底不要着凉。

二、要养成用鼻呼吸的良好习惯，不要张大嘴喘气。在较激烈的运动中可采用口鼻并用的呼吸方式。

三、运动后要及时擦汗，更换湿衣服。

四、运动后最好用温热水洗澡，切不可马上用冷水洗脸、脚及洗澡。

五、在咽炎急性期内要终止运动。

六、在寒冷、风沙大的季节要在避风处运动，或在室内运动。

七、咽炎患者运动量不宜过大，脉搏控制在每分钟 110 ~ 120 次为宜，随体质改善逐步加大。

第五节　咽炎的预防及保健

预防和控制咽炎具体而言，有以下几点。

一、严禁烟、酒、辛辣。《顾氏医案》："烟为辛热之魁，酒为湿热之最。凡姜椒芥蒜及一切辛辣热物，极能伤阴。"

二、注意营养。《素问·阴阳应象大论》："精不足者，补之以味。"《素问·五常政大论》："谷肉果菜，食养尽之。"都是强调营养的。

三、生活和工作，需在空气新鲜的环境里。《寿世保元》认为："人卧室宇，当令清净。净则受灵气，不净则受故气。故气乱人。"

四、居室要寒暖适宜。

五、注意劳逸结合。《素问·上古天真论》："不妄作劳，故能形与神俱，而尽终其天年。"过度操劳者，必伤必病。《尚书·旅獒》："玩人丧德，玩物丧志。"玩物是过分优逸的同义词。志丧者形必涣散衰败。

六、戒多言。言多损气，气损致津伤。

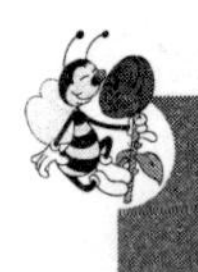

第六章　针灸治疗急慢性咽炎的研究进展

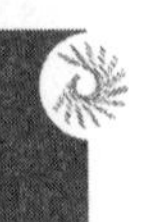

第一节　文献研究

一、古代医家对急慢性咽炎的认识

急慢性咽炎属中医学喉痹范畴。喉痹一词，首见于帛书《五十二病方》，以后《内经》多处论述了喉痹，如《素问·阴阳别论》曰："一阴一阳结，谓之喉痹。"

古代医家并未将咽、喉从解剖和临床上完全独立，所以从病名上往往也是咽喉并称。急性咽炎一般称为喉痹、喉嗌痛、咽痛、嗌痛、咽喉肿痛等，对慢性咽炎则一般称为慢喉风、虚火喉痹等。

在病因病机方面，一般认为急喉痹多属实证，由风寒外袭、风热外袭、脏腑热盛、痰热等致病，而慢喉痹多属虚证，或虚中夹实，认为多由肺肾阴虚，或肾气不足所致，其他尚有食积化热伤阴、脾虚气不化津、多言伤气或肝气郁结等原因。

在药物治疗方面，外治法是古代治疗急喉痹运用较多的一类治疗方法。尤其是在明清时期，由于大量喉科专著出现，用于治疗急喉痹的外治方药也随之涌现，并成为主要治疗方法，以吹药法和噙化法为主。对于慢喉痹则以内服药为主，养阴清肺汤（《重楼玉钥》）为代表方。

二、历代医家对急慢性咽炎的针灸治疗

《内经》就咽喉部疾病的论述散在于多篇大论。论述了咽喉的生

理功能、喉痹的病理变化，认为是经脉、脏腑的变动导致咽喉发生疼痛、肿胀等，并主要与手阳明、手少阳及足少阴有关，如“大肠手阳明之脉……是主津液所生病者……喉痹”；三焦手少阳之脉……是动则病……嗌肿喉痹。”（《灵枢·经脉》）；手阳明、少阳厥逆，发喉痹、嗌肿”（《素问·厥论篇》）；“肾足少阴之脉……是主肾所生病者，口热舌干，咽肿上气，嗌干及痛”（《灵枢·经脉》）。并提出很多针灸治疗喉痹的方法，有取井穴者：“喉痹，舌卷，口中干，……取手小指次指爪甲下，去端如韭叶。”（《灵枢·热病》）；有取经脉，未载穴位者：“喉痹不能言，取足阳明，能言取手阳明。”“嗌干，口中热如胶，取足少阴”（《灵枢·杂病》）；更多的是缪刺出血：“邪客于足少阴之络，令人嗌痛，不可内食……刺足下中央之脉，各三痏，凡六刺，立已，左刺右，右刺左。”“嗌中肿，不能内唾，时不能出唾者，刺然骨之前，出血立已，左刺右，右刺左。”“邪客于手少阳之络，令人喉痹舌卷……刺手中指次指爪甲上，去端如韭叶，各一痏，壮者立已，老者有顷已，左取右，右取左，此新病，数日已。”“邪客于足少阴之络，令人嗌痛，不可内食，无故善怒，气走上贲上，刺足下中央之脉，各三痏，凡六刺立已，左刺右，右刺左。”（《素问·缪刺论篇》）

《黄帝明堂经》是我国现知最早的一部针灸腧穴专著，汇集了汉以前医经、经方类医书中有关腧穴内容，记载了能够治疗咽喉症状、疾病的腧穴有六十多个，其中治疗喉痹者三十余穴，并有刺灸法，如“天鼎，在颈缺盆上，直扶突，气舍后一寸五分，手阳明脉气所发。刺入四分，灸三壮。主暴瘖气哽，喉痹咽肿不得息，饮食不下。”“天突，一名玉户。在颈结喉下五寸中央宛宛中，阴维、任脉之会。刺入一寸，留七呼，灸三壮。主咳逆上气，喘，暴瘖不能言及舌下侠缝青脉，颈有大气，喉痹，咽中干急，不得息，喉中鸣……”等。

《针灸甲乙经》中立喉痹咽痛为一篇，认为该病为手足阳明少阳脉经气变动所发，并记载了多个治疗喉痹的腧穴：“喉痹，完骨及天容、气舍、天鼎、尺泽、合谷、商阳、阳溪、中渚、前谷、商丘、然谷、阳交悉主之”，“喉痹咽肿，水浆不下，璇玑主之”，“喉痹咽如梗，三间主之”等等。

《肘后备急方》记载了以井穴刺血治疗急喉痹方法，如“治喉痹，随病所左右. 以刀锋截刺手大指爪甲后半分中，令血出即愈”等等。

唐代《千金方》在“喉咙论”中说：“若脏热喉则肿塞气不通”，类似现代急性咽炎，“若腑寒则喉耿耿如物，常欲窒、痒、痹、涎、唾”，类似现代慢性咽炎，“热则开之，寒则通之. 不热不寒依脏调之”，指出了咽喉病的治疗原则；记载了很多针灸治疗方法，例如“风府、禾髎、劳宫主喉嗌痛”，“涌泉、然谷主喉痹、哽咽寒热”，并列出了许多治疗咽喉病的针灸处方，名为“喉咽病孔穴主对”，与喉痹相关的包括“风府、天窗、劳宫主喉嗌痛”等十余条。

宋朝医学成就斐然，专著中治疗喉痹的腧穴、针灸处方也较多。《铜人腧穴针灸图经》，其中治疗咽喉疾病的腧穴有51个，并载有刺灸法，如“浮白二穴在耳后入发际一寸，足太阳少阳之会，治发寒热、喉痹……治之针入五分，可灸七壮”、“气舍二穴在颈直人迎侠天突陷中，足阳明脉气所发，治喉痹、咽肿，针入三分，可灸三壮”。

多数针灸专著在喉痹的病因病机方面并无论述，或只是沿袭前人而已，而窦材则独有卓识。他在《扁鹊心书》中提出，喉痹由肺肾气虚、风寒客之所致，治疗上轻者治肺，重者治肾，重用灸法，灸药结合，屡获良效。如书中所载病案：“一人患喉痹，痰气上攻，咽喉闭塞，灸天突穴五十壮，即可进粥，服姜附汤，一剂即愈，此治肺也。一人患喉痹，颐颔粗肿，粥药不下，四肢逆冷，六脉沉细。急灸关元穴二百壮，四肢方暖，六脉渐生，但咽喉尚肿，仍令服黄药子散，吐出稠痰一合乃愈，此治肾也。”

《针灸资生经》全书论述咽喉科疾病4种，列举了治疗急慢性咽炎各种情况的多种治疗方法，仅“喉痹”一篇，就列举了26条治疗喉痹处方，如下：“凡喉痹胁中暴逆，先取冲脉，后取三里、云门，各泻之。又刺手小指端出血，立已。”等等，极大地丰富了针灸治疗急慢性咽炎的内容。

《备急灸方》讲述了灸法治疗急喉痹的抢救方法，如“急喉痹，舌强不能言，急于两手小指甲后各灸三壮，炷如绿豆大。”

至金元，四大家的理论对针灸治疗咽喉病产生了较大的影响，井穴放血疗法仍然备受重视，张从正在《儒门事亲》说：“大抵治喉痹，用针出血，最为上策，但人畏针，委曲傍求，瞬息丧命。凡用针而有针创者，宜捣生姜一块，调以热白汤，时时呷之，则创口易合。”认为放血为汗法之一种：“《内经》火郁发之，发谓发汗，然咽喉中，岂能发汗，放出血者，乃发汗之一端也。”具体治法为：“夫男子妇人，喉闭肿痛不能言，微刺两手大拇指，去爪甲如韭叶，是少商穴。少商是肺金之井穴，以䤵针刺出血立愈，如不愈，以温白汤口中含漱，是以热导热也。”

明代，《普济方·针灸门》完全收录了《针灸资生经》的内容，列举了喉痹与咽喉肿痛的各种针灸治疗方法。

《针灸神应经》咽喉部中，列咽喉疾病针灸处方 12 条，其中类似急慢性咽炎者 9 条，对于咽喉肿闭之急重症，井穴与患处放血成为主要救治方法：“咽喉肿痛闭塞，水粒不下：合谷、少商，兼以三棱针手大指背头节上，甲根下，排三针。”而且考虑到患者的感受，设法消除其对于针刺放血的恐惧感：“咽喉肿闭甚者：以细三棱针，藏于笔管中，戏言以没药点肿痹处，乃刺之。否则病患恐惧，不能愈疾。”

明代的医家非常重视针灸在咽喉疾病中的应用，尤其是急喉痹患者咽喉肿闭，汤水不下，无法服药时，咽喉与井穴针刺放血成为急救的主要方法，《口齿类要》、《外科发挥》与《外科正宗》等著作中记载了大量针刺放血治疗重症急喉痹的病案。陈实功在《外科正宗》中强调此法的重要性：“凡喉闭不刺血，喉风不倒痰，喉痈不放脓，喉痹、乳蛾不针烙，此皆非法。”

《针灸大成》集明以前针灸之大成，在喉痹的治疗上几乎是完全吸收了《针灸神应经》的内容。

清代针灸发展相对缓慢，且有关咽喉科的专著大量出现，使药物的内外治法较前大有丰富，使喉痹的针灸治疗并无明显进步，且治疗更为保守谨慎。

《重楼玉钥》在清代喉科针灸治疗的发展中有着重要的地位，非常重视针灸在咽喉科疾病的应用。书中下卷专论针灸，有“喉风针诀”一篇：“针曰气针，诚为诸药之先锋，乃喉风之妙诀，功效可胜言哉。凡临诸症先从少商、少冲、合谷。以男左女右，各根据针法刺之。若病重者，再从囟会、前顶、百会、后顶、风府、颊车、风池。诸穴针之，留肩井、尺泽、曲泽、小海、少海、商阳、中冲、照海、足三里、隐白诸穴，看病势轻重用之，不可一时针尽。”而且用针灸可以判断病情预后：“是科临症，每于针下便能判定吉凶，有心究此，宜细思详查焉。”又有“喉风诸症针刺要穴”一篇，列喉痹等症的针灸治法，并告诫除书中列出的腧穴外，“其余诸穴，切勿妄行针灸，必须谨遵古法，庶不有误，慎之慎之”。书中还提到咽喉诸症的禁忌：“凡咽喉诸症，切不可发表，虚症不宜破血。”

《尤氏喉科》说“……且治喉症最忌发汗，误人不浅，或针砭出血即汗之之义；若寒伤于肾及蒂中肿着，尤不宜针。”

而《咽喉总论》则强调了连续治疗的重要性：“偶遇喉风极重之症，以前针法针过，其风邪热毒仍不少退者，次日复视其症可用前法复针，即可加火灸风府、肩井、阳陵泉、阴陵泉及少商等穴，并左右同穴，无不效矣。”

清代还出现了中指耳后刺血治疗急喉痹的方法，《喉科集腋》：“凡喉之者重，先将两臂捋起至脉门，后将及中指，看中下节有紫筋现出为度，以针刺紫筋出血，立时可以饮食矣。再看耳后左右有紫红筋，以刺出血为佳。”至今此法仍可见到报道。

第二节　临床研究

急、慢性咽炎是咽黏膜、黏膜下组织及其淋巴组织的急、慢性炎症，属中医急喉痹、慢喉痹范畴。急性咽炎中西医各种疗法均有较好疗效，但若失治或失于调养，反复发作，转变为慢性咽炎，则长期迁延不愈，常规疗法效果不佳。针灸在治疗急慢性咽炎，尤其是在治疗慢性咽炎方面有自己独特的优势，疗效卓著。最常用的针灸疗法有毫针刺法、艾灸法、刺络放血法、耳穴疗法、拔罐法、穴位注射法、穴位贴敷法、穴位埋线法等等。这些疗法或单独使用，或配合使用，方法简洁，运用灵活，效果可靠。

一、毫针疗法

欧阳群针刺孔最治疗急性咽喉肿痛，用0.30毫米×25毫米毫针，稍向上斜刺进针，进针15~17毫米，轻微持针逆时针方向捻转片刻，立见咽喉肿痛减轻或消失，留针15~20分钟。结果：近30年来，运用此穴治疗急性扁桃腺炎、急性咽炎，多能获良效。慢性患者无效。纪青山以养阴清热利咽针刺治疗慢性咽炎，局部取天突、扶突、廉泉，远端取阴郄。阴虚加照海，实热加合谷，采用平补平泻手法。结果：56例中，痊愈41例，占73.2%，显效12例，占21.4%，好转3例，占5.4%，总有效率达100%。刘存志针刺天容、列缺、鱼际、照海、太溪、太冲治疗慢性咽炎51例，治疗期间停用抗生素及其他咽部用药。结果：治愈25例，占49.0%；显效20例，占39.2%；好转6例，占11.8%；总有效率100%。多数患者针刺1次即感症状较前减轻，治疗1~3个疗程后，自觉症状消失。徐静治疗慢性咽炎，针刺人迎、廉泉、天突，配穴取双侧合谷、照海、足三里、涌泉、太溪、太渊、丰隆等治疗慢性咽炎。以上穴位辨证组合，即风热外袭者配合谷、涌泉；肺胃实热者配丰隆、足三里；肺肾阴虚者配太溪、照海、太渊。结果：共治疗50例，痊愈25例，显效18例，有效6例，无效1例，总有效率达98.0%。温秉强等以针刺天突穴为主，配合列缺配照海、三阴交配太冲，治疗慢性咽炎41例，结果：本组41例，痊愈20例，明显好转18例，有效3例。缪奇祥用子午流注纳甲法治疗慢性咽炎，按日、时开穴，配合针刺天突、膻中、太溪、合谷、阳陵泉、丰隆等穴，结果：本组38例，临床痊愈24例，显效8例，好转6例，无效0例，有效率100%。刘惠颜等针刺风池、尺泽、合谷、少商、足三里、照海治疗慢性咽炎。结果：38例咽炎患者，痊愈8例，好转30例，总有效率为100%。

二、刺络放血疗法

刺络放血疗法治疗咽炎按刺络的部位一般可分为五类。

第一，刺患部（咽部）。胡金秀等用针刀刺营微创疗法，丛刺患部出血治疗急性咽炎42例，结果：本组42例，治愈33例，显效6例，好转3例，总有效率100%，未见不良反应。朱运喜等用自制长多头针刺患部出血治疗慢性咽炎，结果：50例全部有效，其中痊愈34例；显效11例；有效5例。

第二，刺咽喉临近穴位。曲瑞华点刺天突并拔火罐使之出血1～3毫升，配合针刺太溪治疗慢性咽炎120例，结果：痊愈68例，占56.6%；好转42例，占35%；无效10例，占8.4%；总有效率91.6%。

第三，刺远道穴位。肖鸣等点刺少商穴出血治疗咽喉肿痛，每日点刺双侧各1次，连续3日，不效者改他法治疗；3日内不用抗生素及中药治疗。结果：39例患者，治愈19例，显效12例，有效4例，无效4例，显效率79.49%，有效率89.74%。李聚生用然谷穴点刺放血治疗慢性咽炎，结果：63例中，第1疗程治愈22例，好转34例，无效7例。第2疗程结束后共治愈30例，占476%；好转28例，占44.5%；无效5例，占7.9%。

第四，刺耳穴（见耳穴疗法）。

第五，两种或两种以上方法结合使用。单宝枝丛刺患部放血配合点刺耳尖放血，效果良好。杨珺等点刺大椎、少商、商阳出血治疗急性咽炎，大椎穴点刺后加拔火罐。结果：35例中痊愈15例，显效12例，好转8例，无效0例，总有效率100%。

三、耳穴疗法

以耳穴疗法治疗急慢性咽炎，一般常用耳穴贴压、耳穴放血、针刺以及耳穴注射。

夏秀用耳穴贴压治疗急性咽炎85例，取穴：咽喉、耳屏、肝、肺、脾、耳尖、耳后静脉。耳尖穴和耳后静脉用三棱针点刺放血3～

5 滴。3 天一个疗程。结果：本组治疗 1 个疗程后，治愈 42 例，有效 40 例，无效 3 例。对于有效、无效患者继续治疗 1 个疗程，愈 39 例。总治愈率 95.3%。刘汝翠等耳穴注射治疗急性咽炎，取穴：耳轮。在耳轮的最外缘有一痛点，用拇指和示指沿耳轮外缘由上而下用力按压，当有针刺样感觉时做好标记，作为施治的耳穴，两侧每穴各注射聚肌胞注射液 0.5 毫升。3 天后比较疗效。结果：本组 39 例，痊愈 20 例，显效 18 例，无效 1 例，总有效率 97.44%。陆亮亮等用耳穴贴压治疗慢性咽炎，取穴：咽喉、肺、胃、肾、胆、小肠、大肠、三焦。结果：本组 32 例患者，治愈 5 例，显效 18 例，有效 6 例，无效 3 例，总有效率 90.63%。治疗组在总有效率和大部分临床症状改善方面，明显优于对照组；在咽后壁滤泡减轻方面，对照组优于治疗组；在咽痛和咽部充血减轻方面，治疗组与对照组无显著差异。苗茂等点刺上下耳背放血治疗慢性咽炎 84 例，结果：接受放血治疗 84 例患者中，痊愈 30 例，显效 18 例，有效 30 例，无效 6 例，总有效率 92.8%。随访最长 3 年，最短半年。

四、灸疗法

廖海清采用三线灸治疗急慢性咽炎 320 例，一线为任脉颈段，以天突、廉泉穴为主；二、三线为胃经颈段左右各一段，以人迎、水突，加小肠经天容穴为主。急性咽炎加灸少商，慢性咽炎加灸太溪。结果，急性咽炎 208 例中，痊愈 193 例，显效 15 例；慢性咽炎 112 例中，痊愈 90 例，显效 20 例，无效 2 例。总有效率 99%。徐恒庆采用隔椿树皮灸胸骨柄上方凹陷正中处，治疗慢性咽炎 42 例，结果，治愈 28 例，有效 10 例，无效 4 例，总有效率 90.2%。周世杰等采用灯火灸治疗咽喉肿痛 83 例，取项背部、双侧肩胛骨内侧缘、脊柱两旁的斑丘疹、结节或压痛点，或选用大椎、曲池、合谷、少商、角孙、涌泉等。结果，痊愈 54 例，有效 16 例，无效 13 例，总有效率 84.3%。李建山等采用周氏万应点灸笔治疗慢性咽炎 58 例，取耳尖（以右侧为主）、天突、廉泉、鱼际、商阳、太溪、列缺、照海。结果，痊愈 39 例，显效 11 例，好转 6 例，无效 2 例，总有效率96.55%。

五、穴位贴敷疗法

以穴位贴敷治疗急慢性咽炎，有用中成药者，如尤佳用75%乙醇将压碎的牛黄解毒片调成糊状，轮流贴敷在喉结两侧，治疗急性咽炎85例，1个疗程后，治愈42例，有效40例，无效3例。对于有效、无效者继续治疗1个疗程后，治愈36例。总治愈率90.7%。王兰玉等用六神丸贴敷治疗慢性咽炎，取穴肝俞、脾俞、胃俞、肾俞、太溪、大椎、天突、肺俞、列缺，每次取穴4~5个，六神丸4粒用水浸湿，置于创可贴胶布上，对准所选穴位贴紧。结果，30例患者痊愈26例，治愈率为86.67%；4例好转，好转率为13.33%。其中女性患者痊愈为100%，4例好转患者均为男性，均有长期吸烟、饮酒史。

有用中草药调膏贴敷者，如罗永莉等用清热解毒、滋阴化痰中药敷贴天突治疗急性咽炎100例，治愈88例，好转7例，无效5例，总有效率95%。

有用磁片贴敷者，高洪琦用直径为6毫米、厚2毫米、800克S的磁片贴敷于天突、双侧太溪治疗慢性咽炎，结果：本组52例，经1疗程治疗，显效11例，有效34例，无效7例，总有效率86.6%。未发现不良反应。

有按节气贴敷者，如樊虹彦等于三伏天用白芥子散加味贴敷大椎、肺俞、天突、中府、膻中等穴，次日于穴位上拔火罐，治疗慢性咽炎50例，结果，痊愈26例，显效23例，效1例，总有效率为98%。

六、穴位注射疗法

穴位注射治疗急慢性咽炎，选穴一般同毫针治疗，药物多用清热解毒中成药，或抗生素、激素、麻醉药等西药。朱士涛等用鱼腥草注射液注射天突、曲池（双），治疗慢性咽炎58例，结果，治愈16例，好转40例，无效2例，总有效率96.5%。陈红用鱼腥草注射液穴注天突穴治疗慢性咽炎，结果，46 例全部有效。其中显效 43 例，有效 3 例，（后 3 例加药物治疗）。尹海荣等用鱼腥草注射液穴注天突、鱼际（双）穴治疗慢性咽炎 49 例，结果：治愈 33 例，好转 11 例，无效 5 例，总有效率 89.80%。陶铮等用 2% 盐酸利多卡因与 5 毫克地噻塞米松磷酸钠注射液混合液注射人迎、廉泉穴治疗慢性咽炎 46 例，结果：本组 46 例，治愈 38 例，好转 11 例，无效 3 例（其中失访 1 例），总有效率 94.3%。纪竹用穴位注射治疗慢性咽炎，慢性单纯性咽炎取穴为天突、大椎、三阴交；慢性肥厚性咽炎取穴为天突、足三里、大椎、阿是穴（位于颈 4～5 椎体旁开 5 分处；慢性萎缩性咽炎取穴为天突、廉泉、三阴交、合谷、阿是穴。选用药物为庆大霉素 4 万 U、地塞米松 5 毫克、2% 利多卡因 2 毫升混合在一起。结果：慢性单纯性咽炎 86 例，总有效率 84.88%；慢性肥厚性咽炎 90 例，总有效率 81.11%；慢性萎缩性咽炎 24 例，总有效率 70.83%。

七、穴位埋线疗法

临床多以局部邻近取穴为主，可长久刺激穴位及咽喉局部，疏通经络，通利咽喉，促进病变局部血液循环及炎症的吸收，再根据病情配伍一定穴位，辩证施治，标本皆治，以收全功。

段俊英用滋阴清热中药羊肠线植入廉泉穴药线治疗慢性咽炎 32 例，结果：痊愈 22 例，好转 8 例，无效 2 例，总有效率 93.7%。冯豪用天突穴埋线法治疗慢性咽炎 32 例，结果：痊愈 18 例；显效 12 例；无效 2 例。麦凤香用穴位埋线治疗慢性咽炎，主穴：敏感穴位，颈夹脊 3（双）。配穴：肺阴虚加鱼际或肺俞；肾阴虚加照海或肾俞；痰多加丰隆。其常见敏感穴位有：手阳明经之三间、合谷、曲池、扶突；足阳明经之陷谷、丰隆、足三里、水突、人迎；手太阴经之太渊、鱼际、尺泽；足太阴经之公孙、三阴交；足少阴经之照海、太溪；足太阳经之肺俞、肾俞、脾俞、天柱；任脉之天突、廉泉；手太阳经之天容；手少阳经之翳风；督脉之哑门、风府、大椎、身柱；奇穴之增音（甲状软骨切迹上凹陷与下颌骨之下颌角联线中点)、颈五（第五颈椎旁2.5寸)、颈夹脊3~7。内天柱（项部正中线旁5分，后发际下5分处)。结果：本组68例，治愈56例，好转12例，总有效率为100%。

八、综合疗法

(一）针刺配合药物

郑良玉针刺人迎、天突、上廉泉、翳风、太溪、照海、三阴交、列缺，结合自拟利咽汤剂治疗慢性咽炎，结果：85例患者，治疗1疗程后，治愈42例，好转40例，无效3例，有效率96.4%，随访半年，复发10例。骆晓敏针刺照海穴结合中药自拟清咽滋阴汤治疗慢性咽炎，结果：本组102例，显效40例，有效34例，无效28例。总有效率为72%。赵刚明等针药并用治疗慢性咽炎，取穴：主穴：内关、照海、三阴交。配穴：咽干、咽痛重、咽部充血明显者加合谷、太溪；伴胃脘胀闷、嗳气者加足三里、中脘；咽部异物感重者加膻中、天突、太冲。配合加味甘桔汤。结果：27例患者经3个疗程以内治疗，痊愈16例，好转11例，有效率100%。其中5例患者经2个疗程以内治疗获愈。吴洲红等针药并用治疗慢性咽炎，取穴：患者仰卧位，暴露颈部，在喉结旁开2寸、上下各0.5寸处取4穴，配以双侧合谷、少商、列缺、太溪、照海穴。配合用增效牛黄喉症胶囊，结果：30例慢性咽炎患者，痊愈15例，显效9例，有效6例，无效0例，总有效率100%，痊愈率50%，并无一例发生明显不良反应。谢富明针药合施治疗慢性咽喉炎，取穴：鱼际、廉泉、金津、玉液、复溜；配穴：合谷、少商、太渊、列缺、照海。配合使用滋阴清咽饮研磨成散或直接用煮沸的白开水冲泡，代茶频频饮服。结果：本组45例，治愈41例，好转3例，无效1例，总有效率97.78%。赵会玲针药结合治疗慢性咽炎，主穴：天突、廉泉、太溪，配穴：照海、合谷、列缺、尺泽。配合口服慢咽舒柠。结果：本组60例，痊愈30例，显效22例，有效7例，无效1例，总有效率98.3%。奚海鸿针药结合治疗慢性咽炎，主穴：天容，列缺透太渊，合谷。配穴：阴虚肺燥型加太溪、照海，施提插捻转补法；肺脾气虚型加足三里、三阴交，施提插捻转补法；痰热蕴结型加丰隆、陷谷，施提插捻转泻法。配合银翘片口服，阴虚肺燥型加六味地黄丸，肺脾气虚型加黄氏响声丸，痰热蕴结型加鱼腥草片。结果：本组40例，痊愈22例，有效16例，无效2例，总有效率为95%。赵志丹用养阴清肺汤加针刺廉泉穴治疗慢性咽炎，结果：83例慢性咽炎患者，显效34例，有效43例，无效5例，总有效率为100%。

（二）针刺配合其他疗法

杜伟用针刺少商（点刺出血）、商阳（点刺出血）、尺泽、合谷、曲池、丰隆（均双）、天突穴，合局部放血治急喉痹，结果：74例，治愈47例，占63.5%；好转23例，占31.1%；未愈4例。总有效率为94.6%。其中1次治愈36例，占48.6%；好转27例，占36.5%。程玲等针刺加拔罐治疗慢性单纯性咽炎，取穴：主穴取廉泉、副廉泉、列缺、照海。肺阴不足配孔最、足三里；肾虚火旺配太冲、太溪；痰瘀互结配足三里、丰隆、胆囊穴。拔罐治疗取背部督脉，膀胱经背部第一线、第二线。结果：本组30例，治愈10例，显效11例，好转7例，无效2例，总有效率93%。倪伟针刺双侧合谷、照海穴，加板蓝根注射液穴位注射双侧孔最穴治疗慢性咽炎，结果：本组73例，治愈18例，显效28例，有效22例，无效5例，愈显率63.01%总有效率93.15%。周蕾针刺天突、足三里、列缺、太溪、阳陵泉，加天突穴位埋线治疗慢性咽炎32例，结果：本组32例，治愈22例，显效7例，好转2例，无效1例，总有效率96.9%；复发1例，复发率为3.1%。杨秀良等针灸人迎、天突、廉泉、合谷、丰隆、照海、太溪等穴，配合直流电5%碘化钾离子导入法治疗慢性咽炎，效果：本组100例，痊愈57例，显效20例，有效14例，无效9例。其中单纯型痊愈52例，有效率100%，肥厚型痊愈4例，萎缩型痊愈1例，总有效率91%。于静针刺加音频电治疗慢性咽炎，主穴取天突、天容、列缺、廉泉、照海、太溪，配穴取合谷、鱼际、足三里、太冲、丰隆穴。每次取穴5~6个，均取双侧穴位，交替进行。于颈前咽喉部两侧用音频电治疗。结果：73例经过2个疗程治疗，痊愈31例，显效24例，好转17例，无效1例，总有效率

98.6%。李义等治疗慢性咽炎，针刺取穴：主穴为天突、天容、风池；配穴：列缺、合谷、尺泽、太溪、照海，每次选4~5个穴。再将天突每日交替与左右风池的针柄接电针仪。配合颈部牵引与颈项肩部的推拿治疗，结果：本组78例，显效25例，无效2例，有效率97.4%。李中华等治法选用鱼腥草、核酪注射液穴注天突穴，配合电针人迎、孔最、太冲、合谷、丰隆、足三里等穴，加自制中药内服治疗慢性咽炎。结果：本组46例，痊愈25例，显效9例，有效8例，无效4例。总有效率为92.5%，且单纯性咽炎痊愈率明显高于肥厚性和萎缩性咽炎。

（三）耳穴疗法配合其他疗法使用

范月友等用耳穴贴压合自拟愈咽汤为主治疗慢性咽炎，取穴：咽喉、肺、肾、神门、三焦。愈咽汤组方：银花、连翘、生地、麦冬、天冬、黄芩、黄柏、枇杷叶、桔梗、白术、桃仁、红花、菖蒲、柴胡、香附、川芎、生甘草各6克，肉桂、升麻各1.5克，有滤泡者加鳖甲、贝母、水蛭各3克。结果：85例中，治愈69例，好转12例，无效4例，有效率为95.3%。刘庆军用耳针中药并用治疗慢性咽炎，取穴：咽喉、扁桃体、肺、肾、肝、神门。采用皮内针刺入。中药：生地15克，麦冬15克，玄参15克，青果10克，木蝴蝶10克，桔梗10克，诃子15克，当归15克，柴胡6克，川贝6克，山豆根9克，金银花12克，陈皮12克，胖大海10克，甘草6克。结果：本组治疗60例，痊愈33例，显效17例，有效8例，无效2例，总有效率96.7%。杨宝勇等耳穴贴压配合大椎放血治疗慢性咽炎，取穴为①耳穴取肺、肝、神门、咽喉、交感。②大椎，结果：治疗68例，痊愈34例，好转31例，无效3例，总有效率95.6%。王雪峰用耳穴皮内针配合超短波治疗慢性咽炎。取穴：取咽喉、皮质下、肾上腺、肺。结果：治疗45例，痊愈20例，有效23例，无效2例，总有效率95.5%。段丽娟用蒜泥敷贴于双侧内关穴，配合磁珠贴压耳穴口、咽、肺、肾上腺等，治疗慢性咽炎，结果：1次治愈4例，2次治愈8例，3次治愈4例，显效2例，无效2例，有效率为90%。何青用推拿配合耳针治疗急性单纯性咽炎，推拿为①咽部推拿法：

先沿着患者胃经与任脉在咽喉部的循行部位做一指禅推法和拇食指捏拿法，各往返12次，然后再揉6～8遍，接着用轻快柔和的刮法刮患者人迎、水突及咽喉部敏感压痛点处，反复3～5次。②头面、四肢推拿：医者按揉其风池、风府，捏拿肩井、曲池、合谷等穴1～2分钟，以出现酸沉感为宜，重掐少商、关冲、尺泽、鱼际、内庭等穴。耳针治疗：用压丸法贴压咽喉、轮1～4、扁桃体、肾上腺、肺、肝、肾。结果：32例患者1个疗程临床治愈10例，占31.25%；显效13例，占40.62%；有效7例，占21.88%；无效2例，占6.25%。总有效率93.75%。

（四）针灸其他疗法配合使用

蒋荣民等在大椎穴刺络拔罐，配合针刺天容穴，并口服喉痹四根汤加减：芦苇根30克，白茅根30克，北山豆根15克，板蓝根30克，玄参15克，麦门冬15克，鹅儿不食草15克，桔梗10克，生甘草10克。咽部鲜红者加金银花、连翘、鱼腥草等；咽部暗红者加地龙、牡丹皮、紫草；咽部胀紧、堵塞感甚，检查见咽增殖体肥大者加浙贝母、瓜蒌仁、薏苡仁；咽痒咳嗽甚者加杏仁、前胡、蝉蜕等。结果：经过1～3个疗程治疗，治愈17例，好转3例。郑贤明等用自制银针点刺咽喉后壁出血治疗慢性咽炎，并配合吹管将口疮药吹至咽喉放血处。结果：150例中，痊愈117例，好转21例，无效12例，总有效率为92%。其中第一疗程后痊愈者35例，第2疗程后痊愈55例，第3疗程痊愈27例。张力用梅花针沿下颌骨下缘弧行叩刺2～3行，颈前部肌腹纵行叩刺2～3行，胸锁乳突肌纵行叩刺2～3行，然后沿华佗夹脊穴和膀胱经由上至下叩刺2～3行。叩刺以局部皮肤潮红为宜。最后在颈前两侧分别拔2只小号火罐，再在华佗夹脊穴由上至下拔5～6只大号火罐，均用闪火法。以罐内皮肤出现紫红色为佳。如在脊柱两侧扪及条索状物或结节状物，要重点刺激及拔罐；如有便秘者，应及时通便治疗。结果：67例患者中，经2个疗程治愈48例，占71.6%；好转16例，占23.9%；无效3例，占4.5%，总有效率95.5%。马丹用28号1.5寸1次性针灸针快速点刺咽后壁增生的淋巴滤泡或扩张的小血管，配合“五行磁吸针”疗法，取穴：天突（N极），廉泉（S极），大椎（S极），合谷，尺泽，列缺，阿是穴等，治疗咽炎46例，结果：显效28例，有效14例，无效4例，有效率为91.3%。其中治疗时间最短1个疗程，最长5个疗程。

（五）其他针灸疗法

1. 浮针

于波用浮针治疗慢性咽炎，结果：45例中，痊愈30例，显效11例，好转3例，无效1例，总有效率97.78%。

2. 平衡针法

邓屹琪等用平衡针法针刺咽痛穴（合谷处，第2掌骨桡侧中点，竖掌取穴）、感冒穴（半握拳时，第3、4掌指间关节凹陷处）治疗急性咽炎69例，结果：疗效观察时段分为针刺后1~3分钟、3~5分钟、5~10分钟。临床疗效观察分为3个时段，但后2个时段内患者症状与1~3分钟比较无改善。在69例患者中，咽痛症状缓解的总有效率达88.4%，声嘶症状缓解总有效率达63.6%。

3. 手针

杨威等用手针咽喉点治疗急性咽痛即时止痛120例，结果：显效96例，有效24例。本组病例全部有效。

参 考 文 献

[1] 王德鉴．中医耳鼻喉科学．上海：上海科学技术出版社，1985.
[2] 黄选兆，汪吉宝．实用耳鼻喉科学，北京：人民卫生出版社，1998.
[3] 陈意振，鲁莉萍，邹波．应用PCR技术检测小儿呼吸道病原体的研究．中国优生与遗传杂志，1997，5：44-45.
[4] 叶京英，韩德民．慢性咽炎研究进展．中国医学文摘，耳鼻咽喉科学，2004，19（5）：268.
[5] 许昱，华清泉，周涛．慢性咽炎咽分泌物培养及肺炎支原体检测．临床耳鼻咽喉科杂志，2004，18（3）：136.
[6] 胡雨田．咽科学（第二版）．上海：上海科学技术出版社，2000.
[7] 邱茂良．针灸学．上海：上海科技出版社，1986.
[8] 张仲景．伤寒杂病论．南宁：广西人民出版社，1980.7.

[9] 李克光．高等中医院校教学参考丛书·金匮要略．人民卫生出版社，1989.8.
[10] 李世忠，陈宝卿，王静言．《医宗金鉴·外科心法要诀》新释．北京：北京科学技术出版社，1989.2.
[11] 郑梅涧著：鲁兆麟，谢路山点校．重楼玉钥．沈阳：辽宁科学技术出版社，1997.8.
[12] 尤存隐著：干祖望校注．尤氏喉科．江苏科学技术出版社，1983.5.
[13] 郭霭春．黄帝内经素问校注语释．天津：天津科学技术出版社，1999.7.
[14] 郭霭春．黄帝内经灵枢校注语释．天津：天津科学技术出版社，1999.7.
[15] 黄龙祥，王雪苔．黄帝名堂经辑校．北京：中国医药科技出版社，1988.10.
[16] 皇甫谧著：王军点校．针灸甲乙经，北京：人民军医出版社，2005.11.
[17] 梅全喜，郝近大，冉懋雄，等。抱朴子内篇肘后备急方今译．北京：中国中医药出版社，1997.3.
[18] 孙思邈著：刘更生，张瑞贤，等点校．千金方，北京：华夏出版社，1993.6.
[19] 王惟一．铜人俞穴针灸图经．北京：中国书店，1987.10.
[20] 窦材著：李晓露，于振宣点校．扁鹊心书．北京：中医古籍出版社，1992.2.
[21] 王执中．针灸资生经．北京：中国书店，1987.11.
[22] 闻人耆年．备急灸方．北京：中国书店，1987.11.
[23] 张从正著：鲁兆麟等点校．儒门事亲．沈阳：辽宁科学技术出版社，1997.8.
[24] 薛己，破头黄真人．口齿类要喉科秘诀．北京：人民卫生出版社，2006.8.
[25] 陈会，王国瑞：刘瑾补辑，李宁点校．神应经扁鹊神经针灸玉龙经．北京：中医古籍出版社，2000，7.
[26] 黄泳，陈俊琦．欧阳群教授临床运用单穴经验集粹．中国针灸，2007，27（11）：857－858.

[27] 董喜艳，杨文武，华晓威．纪青山教授针刺治疗慢性咽炎 56 例．吉林中医药，2001，（4）．047.

[28] 刘存志．针刺治疗慢性咽炎 51 例 J. 上海针灸杂志，2000，（1）：28.

[29] 徐静．慢性咽炎的针刺治疗．四川中医，2006，24（1）：105－106.

[30] 温秉强，许继叶．针刺天突穴治疗慢性咽炎 41 例．实用中医内科杂志，2003，17（1）：61.

[31] 缪奇祥．子午流注纳甲法治疗慢性咽炎 38 例临床研究．上海针灸杂志，2006，25（11）：49－50.

[32] 刘惠颜，王平平，陈俊琦，等．针刺咽炎方治疗慢性咽炎的临床观察．亚太传统医药，2009，5（11）：49－50.

[33] 胡金秀，陶波，谢强．针刀刺营微创疗法治疗急性咽炎 42 例．针灸临床杂志，2008，24（11）：18.

[34] 朱运喜，李昆城，王琳．长多头针治疗慢性咽炎 50 例．中国针灸，2007，27（1）：47.

[35] 曲瑞华．针刺放血治疗慢性咽炎 120 例．张家口医学院学报，2002，19（1）：37.

[36] 肖鸣，周建伟，湛业华．少商穴点刺出血治疗咽喉肿痛 88 例临床小结．针灸临床杂志，1999，15（2）：32－33.

[37] 李聚生．然谷穴点刺放血治疗慢性咽炎．中国针灸，2006，26（9）：613.

[38] 单宝枝．刺络放血法治疗咽喉急症 J 上海中医药杂志，1999，（9）：40－41.

[39] 杨珺，周冬梅．穴位点刺放血治疗急性咽炎 35 例疗效观察及护理，针灸临床杂志，1999，15（12）．11－12.

[40] 夏秀．耳穴贴压治疗急性咽炎 85 例分析．中国误诊学杂志，2008，8（26）：6311.

[41] 刘汝翠，王珍．耳穴注射治疗急性咽炎 39 例疗效观察．齐鲁护理杂志，2008，14（15）：16.

[42] 陆亮亮，李春华，谢苏娟等．耳穴贴压治疗慢性咽炎的临床疗效观察 J. 四川中医，2008，26（2）：118－119.

[43] 苗茂，何金柱上下耳背点刺放血治疗慢性咽炎 84 例．内蒙古中医药，2004（3），15－16.

[44] 廖海清．三线灸治疗急慢性咽炎 320 例．上海针灸杂志，1998，17（3）：30.
[45] 徐恒庆．隔椿树皮灸治疗慢性炎 42 例．中国民间疗法，1997，（1）：21.
[46] 周世杰，吕松芬，李连洁．爆灯火治疗咽喉肿痛 83J. 河南中医，1993，（6）：280.
[47] 李建山，田申海．“周氏万应点灸笔”治疗慢性咽炎临床疗效观察 J. 针灸学报，1992，（5）：42.
[48] 尤佳．局部药物贴敷治疗急性咽炎 85 例疗效观察．医学理论与实践，2004，17（11）：1299.
[49] 王兰玉，彭玉蓉．穴位贴敷六神丸治疗慢性咽炎 30 例．四川中医，2003，21（3）：77.
[50] 罗永莉，杨晋红，张敏，等．中药穴位敷贴天突治疗急性咽炎．中国针灸，2000，（10）：395.
[51] 高洪琦．穴位贴磁治疗慢性咽炎．中国针灸，2001，21（8）：489.
[52] 樊虹彦，刘翠清．穴位贴敷治疗慢性咽炎 50 例．JCAM，2005，21（3）：50.
[53] 朱士涛，叶莉，吴杨杨．穴位注射治疗慢性咽炎 58 例．中国针灸，1909，19（2）：82.
[54] 陈红．穴注天突穴治疗慢性咽炎．中国针灸，2001，21（8）：488－489.
[55] 尹海荣，徐向阳，王军．鱼腥草注射液穴位注射治疗慢性咽炎 49 例疗效观察．宁夏医学杂志，2006，28（1）：75.
[56] 陶铮，吴佳桐．穴位注射治疗慢性咽炎 46 例分析．人人健康（医学导刊），2008，（4）：90.
[57] 纪竹．穴位注射治疗慢性咽炎疗效观察．四川中医，2007，25（12）：104－105.
[58] 段俊英．廉泉穴药线植入治疗慢性咽炎 32 例．上海针灸杂志，2006，25（8）：2.
[59] 冯豪．天突穴埋线治疗慢性咽炎 32 例．浙江中西医结合杂志，2007，17（3）：161.
[60] 麦凤香．穴位埋线治疗慢性咽炎．山东中医杂志，2007，26

(8)：576.

[61] 郑良玉．针刺结合中药治疗慢性咽炎．针灸临床杂志，2005，21，(3)：28－29.

[62] 骆晓敏．针刺结合中药治疗慢性咽炎102例．陕西中医，2005，26(1)：68.

[63] 赵刚明，高效祥．针药并用治疗慢性咽炎27例．实用中医内科杂志，2004，18（2)：172－173.

[64] 吴洲红，马士林．针药并用治疗慢性咽炎30例．针灸临床杂志，2002，18.（6)：15.

[65] 谢富明．针药合施治疗慢性口因喉炎45例．河北中医，2009，31(1)：96－97.

[66] 赵会玲．针药结合治疗慢性咽炎60例疗效观察．辽宁中医杂志，2007，34（6)：780－781.

[67] 奚海鸿．针药结合治疗慢性咽炎临床观察．上海中医药杂志，2005，39（7)：35－36.

[68] 赵志丹．养阴清肺汤加针刺廉泉穴治疗慢性咽炎．四川中医，2004，22（4)：86.

[69] 杜伟．针刺合局部放血治急喉痹74例．江西中医药，1999，30(5)：42.

[70] 程玲，张春燕，甘志豪．针刺加拔罐治疗慢性单纯性咽炎30例临床观察．上海针灸杂志，2005，24（12)：19.

[71] 倪伟．针刺加穴位注射治疗恩性咽炎的临床观察．河北中医，2004，26（3)：207.

[72] 周蕾．针刺加穴位埋线治疗慢性咽炎32例．浙江中医杂志，2007，42(8)：471.

[73] 杨秀良，陆春，曾隽．针灸配合直流电离子导入法治疗慢性咽炎100例疗效观察．西南国防医药，2001，11（4)：293－294.

[74] 于静．针刺加音频电治疗慢性咽炎73例．四川中医．2006，24(儿)：104.

[75] 李义，马忠志，孔宇．针刺与颈椎牵引推拿治疗慢性咽炎78例．中国针灸，2009，29（2)：161.

[76] 李中华，许鸿雁．中药加针灸治疗慢性咽炎46例效果分析．中国热带

医学2009，9（11）：2138.
[77] 范月友，赵云，李延荣．耳穴贴压为主治疗慢性咽炎85例J. 中国针灸，2000，20（11）：674.
[78] 刘庆军．耳针中药并用治疗慢性咽炎60例．山西中医学院学报，2005，6（3）：55.
[79] 杨宝勇，马军．耳穴贴压配合大椎放血治疗慢性咽炎．中国针灸，2001，21（8）：488.
[80] 王雪峰．耳穴皮内针配合超短波治疗慢性咽炎45例．中国针灸，2003，23（12）：728.
[81] 段丽娟．天灸配合耳穴贴压治疗慢性咽炎20例．上海针灸杂志，2006，25（6）：26.
[82] 何青．推拿配合耳针治疗急性单纯性咽炎32例．北京中医药大学学报（中医临床版），2009，16（4）：38.
[83] 蒋荣民，刘公望．大椎刺络拔罐为主治疗慢喉痹20例．上海针灸杂志，2004，23（12）：27.
[84] 郑贤明，程春荣．银针放血治疗慢性咽炎150例．中医外治杂志，1997，（2）：43.
[85] 张力．梅花针加火罐治疗放血治疗慢性咽炎37例．上海针灸杂志，2000，19（5）：46.
[86] 马丹．点刺法配合“五行磁吸针”治疗咽炎46例．河南中医，2006，26（1）：70.
[87] 于波．浮针治疗慢性咽炎45例．中医外治杂志，2007，16（5）：53.
[88] 邓屹琪，蔡书宾，张瑜．平衡针治疗急性咽炎69例．中国针灸，2009，29（3）：230.
[89] 杨威，孙红．手针咽喉点治疗急性咽痛即时止痛120例．中国针灸，2001，21（5）：300.
[90] 王学俊，狄丽霞，李增奎．旋覆花汤含漱治疗咽炎．中国民间疗法，1999，9（7）：45.
[91] 马延萍．药桑椹治疗咽炎疗效观察．新疆中医药，2002，20（6）：83.
[92] 王瑛．银翘散合增液汤治疗急性咽炎52例．山东中医药杂志，2003，22（3）：151.
[93] 郑荣华．养阴利咽法治疗慢性咽炎的疗效观察．上海中医药杂志，

2001，(1)：28.

[94] 刘福官，忻耀杰，何建英，等．五味消毒饮免煎饮片治疗急性咽炎的临床观察．中国中西医结合杂志，2000，20（11)：827.

[95] 段雨曍．中药治疗慢．喉痹 266 例．陕西中医，2003，23（3)：215－216.

[96] 王桂香，刘远飞，刘安．扁咽合剂治疗急慢性咽炎 268 例．陕西中医，2005，26（6)：530.

[97] 黄晓军，刘光太，戴春禧．甘桔地黄汤治疗阴虚喉痹 68 例．陕西中医，2002，23（3)：217.

[98] 俞志娟，俞志灵，俞正中．解毒利咽汤治疗急慢性咽喉炎 300 例．陕西中医，2007，28（11)：1491.